Concours Auxiliaire de Puériculture Territorial

400 questions-réponses

Nicolas Marlet

FSC
www.fsc.org
MIXTE
Papier issu de sources responsables
Paper from responsible sources
FSC® C105338

Édition : BoD · Books on Demand, 31 avenue Saint-Rémy, 57600 Forbach, bod@bod.fr
Impression : Libri Plureos GmbH, Friedensallee 273, 22763 Hambourg (Allemagne)

ISBN: 978-2-3228-5522-3

Dépôt légal : Juillet 2026

Table des matières

INTRODUCTION 8

INTERNATIONAL 10

L'EUROPE 22

LA FRANCE 37

L'ETAT 51

LA FONCTION PUBLIQUE 67

LA FONCTION PUBLIQUE TERRITORIALE 78

LE SANITAIRE ET LE SOCIALE 95

ANATOMIE PHYSIOLOGIE 125

LE NOURRISSON ET L'ENFANT 134

L'HYGIENE ET LA SECURITE 143

L'AUXILIAIRE DE PUERICULTURE 154

MES CONSEILS POUR REUSSIR VOTRE ORAL 161

CONCLUSION 172

INTRODUCTION

Réussir le concours d'auxiliaire de puériculture territorial est un objectif exigeant qui nécessite une préparation rigoureuse et méthodique.

Face à un nombre de candidats important, il est essentiel de se distinguer par une maîtrise solide des connaissances attendues, mais aussi par une compréhension précise des épreuves et des compétences comportementales recherchées.

Spécialiste de la préparation aux concours de la fonction publique territoriale, j'ai accompagné de nombreux candidats vers la réussite en leur proposant des méthodes claires, des outils concrets et des conseils ciblés, spécifiquement adaptés aux réalités de ce métier.

Fort de cette expérience, j'ai conçu cet ouvrage comme un **guide pratique complet**, structuré autour de questions-réponses et mises en situation, couvrant toutes les thématiques essentielles :

- ✓ **Le rôle et les missions de l'auxiliaire de puériculture territorial**
- ✓ **La santé, l'hygiène et la sécurité en milieu petite enfance**
- ✓ **Le développement et l'éveil de l'enfant**
- ✓ **La relation avec les parents et l'équipe éducative**
- ✓ **La gestion des situations imprévues**

Ce livre a pour objectif de vous aider à :
Évaluer et renforcer vos connaissances techniques et pratiques.

Comprendre les attentes précises du jury et éviter les erreurs courantes.

Développer votre capacité à analyser, à réagir et à présenter des réponses structurées lors des épreuves orales.

Que vous soyez en début de préparation ou dans la dernière ligne droite, cet ouvrage sera un **allié précieux** pour vous guider pas à pas jusqu'à la réussite.

INTERNATIONAL

1. Qu'est-ce que l'ONU ?

L'Organisation des Nations unies (ONU) est une organisation internationale créée le 24 octobre 1945, après la Seconde Guerre mondiale, pour maintenir la paix et la sécurité dans le monde. Elle regroupe aujourd'hui 193 États membres. Sa création a été rendue possible grâce à la Charte des Nations unies signée le 26 juin 1945 par 51 pays. L'ONU agit dans de nombreux domaines : maintien de la paix, aide humanitaire, protection des droits de l'homme, lutte contre le changement climatique, développement durable. Elle succède à la Société des Nations, jugée inefficace. Son siège est situé à New York.

2. Qu'est-ce que l'OTAN ?

L'Organisation du traité de l'Atlantique Nord (OTAN), ou Alliance atlantique, est une alliance politico-militaire créée le 4 avril 1949. Elle a été fondée pour assurer la défense collective des pays membres face à toute agression, notamment dans le contexte de la guerre froide. Aujourd'hui, l'OTAN compte 32 pays (avec l'adhésion récente de la Finlande et de la Suède en 2023). Son quartier général se trouve à Bruxelles. Elle intervient également dans les domaines de la lutte contre le terrorisme, la cyberdéfense et les opérations humanitaires.

3. Qu'est-ce que l'OMS ?

L'Organisation mondiale de la santé (OMS) est une agence spécialisée de l'ONU créée en 1948. Elle est chargée de coordonner la politique mondiale de santé publique, de lutter contre les pandémies, de soutenir la recherche médicale et d'aider les pays à renforcer leurs systèmes de santé. L'OMS joue un rôle central lors des crises sanitaires (COVID-19, Ebola, etc.). Son siège est situé à Genève, en Suisse. Elle collabore avec les États, les ONG et les instituts de recherche pour améliorer la santé mondiale.

4. Qu'est-ce que l'UNESCO ?

L'Organisation des Nations unies pour l'éducation, la science et la culture (UNESCO) a été créée le 16 novembre 1945. Elle regroupe 195 États membres et 8 membres associés. Son rôle est de promouvoir l'éducation pour tous, protéger le patrimoine culturel mondial (comme les sites classés au patrimoine de l'humanité), encourager la coopération scientifique et défendre la liberté d'expression. Son siège est à Paris, et elle possède plus de 50 bureaux à travers le monde.

5. Qu'est-ce que l'UNICEF ?

Le Fonds des Nations unies pour l'enfance (UNICEF) a été créé en 1946 pour venir en aide aux enfants victimes de la Seconde Guerre mondiale. Aujourd'hui, il agit dans plus de 190 pays pour protéger les droits des enfants, lutter contre la malnutrition, améliorer l'accès à l'éducation et soigner les enfants dans les zones de crise. L'UNICEF finance également des programmes de vaccination et de prévention sanitaire.

6. Qu'est-ce que la CPI ?

La Cour pénale internationale (CPI), installée à La Haye (Pays-Bas), a été créée en 2002 par le Statut de Rome. Elle enquête et juge les personnes accusées de crimes graves : génocide, crimes de guerre, crimes contre l'humanité et crimes d'agression. La CPI agit lorsque les juridictions nationales ne peuvent ou ne veulent pas poursuivre les auteurs de ces crimes. Elle joue un rôle essentiel dans la lutte contre l'impunité au niveau international.

7. Qu'est-ce que l'OMC ?

L'Organisation mondiale du commerce (OMC), créée en 1995, est une organisation internationale qui fixe les règles du commerce entre les pays. Elle succède au GATT (Accord général sur les tarifs douaniers et le commerce). L'OMC favorise la libéralisation des échanges commerciaux, résout les différends commerciaux et organise des négociations pour réduire les barrières douanières. Elle compte 164 membres et son siège se trouve à Genève.

8. Qu'est-ce que l'OIT ?

L'Organisation internationale du travail (OIT), créée en 1919, est une institution spécialisée de l'ONU. Elle rassemble les gouvernements, les employeurs et les travailleurs dans un cadre tripartite pour promouvoir les droits au travail, améliorer les conditions de travail et développer la protection sociale. Elle élabore également des normes internationales pour lutter contre l'exploitation et promouvoir un travail décent pour tous.

9. Qu'est-ce que le FMI ?

Le Fonds monétaire international (FMI) a été créé en 1944 à Bretton Woods et compte 190 pays membres. Il vise à stabiliser le système monétaire international, soutenir les pays en difficulté financière, promouvoir la coopération économique mondiale et lutter contre la pauvreté. Le FMI accorde des prêts aux États en crise et les aide à mettre en œuvre des réformes économiques.

10. Qu'est-ce que l'OPEP ?

L'Organisation des pays exportateurs de pétrole (OPEP) a été créée en 1960. Elle regroupe 13 pays producteurs de pétrole qui coordonnent leurs politiques pour contrôler la production, réguler les prix et défendre leurs intérêts face aux grandes compagnies pétrolières. Son siège est situé à Vienne, en Autriche.

11. Qu'est-ce que l'AIEA ?

L'Agence internationale de l'énergie atomique (AIEA), créée en 1957, est une organisation internationale sous l'égide de l'ONU. Elle surveille l'utilisation pacifique de l'énergie nucléaire, empêche la prolifération des armes nucléaires et soutient les recherches dans le domaine nucléaire. Elle rend un rapport annuel à l'Assemblée générale des Nations unies. Son siège est à Vienne.

12. Qu'est-ce que l'OCDE ?

L'Organisation de coopération et de développement économiques (OCDE), fondée en 1961, regroupe 38 pays. Elle réalise des études économiques, promeut les échanges et fournit des recommandations politiques pour soutenir la croissance, l'emploi et le commerce international. Son siège est à Paris.

13. Qu'est-ce que l'AIE ?

L'Agence internationale de l'énergie (AIE), créée en 1974 au sein de l'OCDE, est basée à Paris. Elle conseille les pays sur les politiques énergétiques, surveille les marchés mondiaux de l'énergie et développe des stratégies pour favoriser la transition énergétique et la sécurité énergétique mondiale.

14. Qu'est-ce que l'ESA ?

L'Agence spatiale européenne (ESA) est une organisation intergouvernementale créée en 1975. Elle coordonne les programmes spatiaux de 22 pays européens, développe des satellites, participe à l'exploration spatiale et collabore avec d'autres agences comme la NASA. Son siège est situé à Paris.

15. Qu'est-ce que le CERN ?

Le CERN (Organisation européenne pour la recherche nucléaire), fondé en 1954, est le plus grand laboratoire mondial de physique des particules. Situé près de Genève, il abrite le Grand collisionneur de hadrons (LHC), un accélérateur de particules qui permet de faire avancer la recherche fondamentale sur la matière et l'univers.

16. Qu’est-ce que l’ALENA ?

L’Accord de libre-échange nord-américain (ALENA) est un traité signé en 1994 entre les États-Unis, le Canada et le Mexique, visant à créer une vaste zone de libre-échange. En 2020, il a été remplacé par l’Accord Canada–États-Unis–Mexique (ACEUM), qui modernise les règles commerciales entre les trois pays.

17. Qu’est-ce que l’AECG ou CETA ?

L’Accord économique et commercial global (AECG ou CETA) est un traité signé en 2013 entre l’Union européenne et le Canada, appliqué provisoirement depuis 2017. Il supprime la plupart des droits de douane, facilite les échanges et renforce les partenariats économiques entre les deux parties.

18. Qu’est-ce que l’ASEAN ?

L’Association des nations de l’Asie du Sud-Est (ASEAN), créée en 1967, regroupe 10 pays. Elle a pour mission de renforcer la coopération économique, politique et culturelle dans la région et de défendre les intérêts communs de ses membres sur la scène internationale.

19. Qu’est-ce que les BRICS ?

Les BRICS sont un groupe de cinq pays : Brésil, Russie, Inde, Chine et Afrique du Sud. Ces économies émergentes représentent une part importante de la population mondiale et un poids économique croissant. En 2024, le groupe s’est élargi à d’autres pays, renforçant son influence mondiale.

20. Qu'est-ce que le G7 ?

Le Groupe des sept (G7) réunit l'Allemagne, le Canada, les États-Unis, la France, l'Italie, le Japon et le Royaume-Uni. Créé dans les années 1970, il sert de forum de coopération économique, politique et stratégique entre les principales puissances industrialisées.

21. Qu'est-ce que le G20 ?

Le Groupe des vingt (G20), créé en 1999, rassemble 19 grandes économies et l'Union européenne. Il représente environ 80 % du PIB mondial et 75 % du commerce international. Le G20 se réunit chaque année pour coordonner les politiques économiques et répondre aux crises mondiales.

22. Quelle conférence marque le début de la guerre froide (1945)

La conférence de Yalta (février 1945), où les Alliés ont redessiné la carte de l'Europe après la Seconde Guerre mondiale.

23. Quel événement marque la fin de la guerre froide (1991) ?

L'effondrement de l'Union soviétique (URSS).

24. Quel est le premier pays à obtenir son indépendance après la Seconde Guerre mondiale ?

L'Inde, en 1947, marquant le début de la décolonisation.

25. Quelle crise a opposé les États-Unis et l'URSS en 1962 ?

La crise des missiles de Cuba, un moment critique de la guerre froide.

26. Quel événement de 1989 symbolise la fin du bloc communiste en Europe ?

La chute du mur de Berlin.

27. Quel traité a fondé l'Union européenne en 1992 ?

Le traité de Maastricht, signé le 7 février 1992.

28. Quel attentat majeur a eu lieu aux États-Unis en 2001 ?

Les attentats du 11 septembre 2001, visant notamment les tours du World Trade Center.

29. Quel pays est devenu la deuxième puissance économique mondiale en 2010 ?

La Chine, surpassant le Japon.

30. Quel conflit débute en Ukraine en 2014 ?

L'annexion de la Crimée par la Russie et le début du conflit armé dans le Donbass.

31. Quel est le pays le plus peuplé du monde (2025) ?

L'Inde, qui a dépassé la Chine en 2023.

32. Quelle est la plus grande forêt du monde ?

La forêt amazonienne, surnommée le "poumon de la planète".

33. Quels sont les cinq océans du monde ?

L'océan Atlantique, l'océan Pacifique, l'océan Indien, l'océan Arctique et l'océan Austral.

Actualités

1. ONU : réforme et montée en puissance de nouveaux acteurs

En 2025, le Secrétaire général António Guterres a lancé l'initiative « UN80 », un vaste programme de réforme pour moderniser l'ONU à l'approche de son 80e anniversaire. Cette réforme vise à renforcer l'efficacité de l'organisation, améliorer la transparence, réformer le Conseil de sécurité et repenser le système humanitaire. L'Union européenne a annoncé son soutien actif à ces mesures dans le cadre de la session 2025–2026 de l'Assemblée générale. Parallèlement, la Chine a accru son influence au sein des agences onusiennes, notamment grâce à une augmentation de ses contributions financières, profitant du désengagement progressif des États-Unis.

2. OTAN : sommet de La Haye et nouvelles orientations

En juin 2025, l'OTAN a tenu un sommet majeur à La Haye sous la présidence de Mark Rutte. Les 32 États membres, ainsi que plusieurs partenaires, ont adopté un plan visant à porter les dépenses de défense à 5 % du PIB d'ici 2035, avec une répartition entre la défense classique, la résilience civile et l'innovation technologique. Le président ukrainien Volodymyr Zelensky a participé au sommet, mais aucune promesse d'adhésion à court terme pour l'Ukraine n'a été faite. La Finlande et la Suède, qui ont rejoint l'Alliance respectivement en 2023 et 2024, confirment l'élargissement stratégique de l'OTAN en Europe du Nord. La Bosnie-Herzégovine, la Géorgie et l'Ukraine restent des pays aspirants à l'adhésion. Un référendum consultatif est également prévu en Slovénie sur la poursuite de l'appartenance à l'OTAN.

3. BRICS : un bloc élargi et renforcé

Les BRICS ont connu une expansion significative en 2024–2025. De nouveaux membres ont rejoint le bloc : Égypte, Éthiopie, Iran, Émirats arabes unis et, en janvier 2025, l'Indonésie, portant le groupe à dix membres. De plus, neuf pays (Biélorussie, Bolivie, Cuba, Kazakhstan, Malaisie, Nigeria, Thaïlande, Ouganda, Ouzbékistan) ont été intégrés comme « partenaires » dès 2025, rejoints en juin par le Vietnam. Ce regroupement, désormais appelé BRICS+, représente près de la moitié de la population mondiale et environ 45 % du PIB mondial en parité de pouvoir d'achat.

Lors du sommet de juillet 2025 à Rio de Janeiro, les membres ont adopté plusieurs priorités stratégiques : la gouvernance mondiale de l'intelligence artificielle, la lutte contre le changement climatique, la santé mondiale, le développement économique et la réforme des institutions internationales. Une déclaration spéciale sur l'IA a été publiée, appelant à un cadre de régulation global sous l'égide de l'ONU. Le bloc a également avancé sur le projet BRICS Pay, un système de paiement décentralisé destiné à faciliter les transactions en monnaies locales et réduire la dépendance au dollar.

4. Évolutions notables dans les grandes organisations

- L'UNESCO a connu un retrait des États-Unis en juillet 2025, ce qui fragilise son financement et renforce la place de la Chine dans cette agence.

- L'Assemblée générale de l'ONU a ouvert des discussions sur une réforme en profondeur du Conseil de sécurité, sujet débattu dans le cadre d'UN80.
- Le FMI et la Banque mondiale font l'objet de critiques croissantes de la part des pays du Sud, qui réclament une gouvernance plus équitable.

5. Données clés 2025–2026

- L'OTAN compte désormais 32 membres, avec un budget de défense en forte augmentation.
- Les BRICS+ regroupent 10 membres et 10 pays partenaires, représentant près de 50 % de la population mondiale.
- L'ONU s'engage dans sa réforme la plus importante depuis sa création, centrée sur l'efficacité, la transparence et l'équilibre des pouvoirs entre États.

L'EUROPE

1. Qui sont les pères fondateurs de l'Europe ?

Les pères fondateurs de l'Europe sont principalement **Jean Monnet** et **Robert Schuman**. Jean Monnet, haut fonctionnaire et visionnaire français, a conçu les bases d'une coopération européenne pragmatique et progressive. Robert Schuman, alors ministre français des Affaires étrangères, a présenté le 9 mai 1950 la célèbre **Déclaration Schuman**, appelant à la mise en commun des ressources de charbon et d'acier entre la France, l'Allemagne et d'autres pays volontaires. Cette initiative a posé les fondations de la **Communauté européenne du charbon et de l'acier (CECA)**, première étape de la construction européenne.

2. Quels sont les pays fondateurs de l'Europe ?

La **Communauté économique européenne (CEE)** a été créée par le **Traité de Rome**, signé le 25 mars 1957. Ses six membres fondateurs étaient :

- **Allemagne (RFA)**
- **Belgique**
- **France**
- **Italie**
- **Luxembourg**
- **Pays-Bas**

De 6 pays à l'origine, l'Union européenne compte aujourd'hui **27 États membres** (après le départ du Royaume-Uni en 2020).

3. Quelles sont les dates importantes de la construction européenne ?

Voici les grandes étapes de la construction européenne :

- **1950 – Déclaration Schuman** : Appel à une mise en commun du charbon et de l'acier pour consolider la paix entre les nations européennes.
- **1951 – Création de la CECA** : Naissance de la Communauté européenne du charbon et de l'acier avec 6 pays (France, Allemagne, Belgique, Italie, Luxembourg, Pays-Bas).
- **1957 – Traité de Rome** : Création de la CEE (marché commun) et d'Euratom (Communauté européenne de l'énergie atomique).
- **1979 – Première élection du Parlement européen au suffrage universel direct.**
- **1985 – Accords de Schengen** : Suppression progressive des contrôles aux frontières entre certains pays européens.
- **1986 – Acte unique européen** : Achèvement du marché intérieur et élargissement des compétences de la CEE.
- **1989 – Chute du mur de Berlin** : Ouverture à l'intégration des pays d'Europe centrale et orientale.
- **1992 – Traité de Maastricht** : Création de l'**Union européenne** et mise en place de la citoyenneté européenne. Introduction de la future monnaie unique, l'euro.
- **1997 – Traité d'Amsterdam** : Extension des compétences de l'UE (immigration, emploi, justice).
- **2002 – Mise en circulation de l'euro** : L'euro devient la monnaie officielle de 12 pays.

- **2007 – Traité de Lisbonne** : Renforcement du rôle du Parlement européen et création du poste de président du Conseil européen.
- **2012 – Mécanisme européen de stabilité (MES)** : Dispositif de soutien financier aux États en difficulté dans la zone euro.
- **2013 – Adhésion de la Croatie** : 28e État membre (avant le départ du Royaume-Uni).
- **2016 – Référendum sur le Brexit** : Le Royaume-Uni vote sa sortie de l'UE, effective en 2020.

4. Qu'est-ce que la zone euro ?

La **zone euro** est l'ensemble des pays de l'Union européenne qui ont adopté l'**euro** comme monnaie officielle. Sur les 27 États membres de l'UE, **20 utilisent l'euro** en 2025. La zone euro constitue une union monétaire visant à renforcer la stabilité économique, faciliter les échanges et rapprocher les économies des pays membres.

5. Qu'est-ce que le Conseil de l'Europe ?

Le **Conseil de l'Europe** est une organisation intergouvernementale créée en 1949, distincte de l'Union européenne. Il regroupe **47 États membres**, dont les 27 membres de l'UE, et a pour mission principale la défense des droits de l'homme, de la démocratie et de l'État de droit. À ne pas confondre :

- Avec le **Conseil européen** (réunit les chefs d'État et de gouvernement de l'UE).
- Avec le **Conseil de l'Union européenne** (réunit les ministres des États membres).

6. Qu'est-ce que le Conseil de l'Union européenne ?

Le **Conseil de l'Union européenne**, ou « Conseil des ministres », est l'une des principales institutions de l'UE. Il représente les gouvernements des États membres et partage le pouvoir législatif avec le **Parlement européen**. Il adopte les lois européennes, approuve le budget et coordonne les politiques dans plusieurs domaines (économie, sécurité, politique étrangère).

7. Qu'est-ce que la Commission européenne ?

La **Commission européenne** est l'organe exécutif de l'UE. Elle est composée de **27 commissaires** (un par État membre) proposés par les gouvernements et approuvés par le Parlement européen. Elle a le monopole de l'initiative législative (propose les lois), veille à leur application et gère les programmes et le budget de l'Union. Son siège est à **Bruxelles**.

8. Qu'est-ce que le Parlement européen ?

Le **Parlement européen** est l'organe législatif représentant les citoyens de l'Union. Élu au **suffrage universel direct** tous les 5 ans, il partage le pouvoir législatif et budgétaire avec le Conseil de l'UE. Son siège officiel est à **Strasbourg**, mais il tient également des sessions à Bruxelles.

9. Combien y a-t-il d'eurodéputés ?

Le **Parlement européen** compte **705 députés**, qui représentent environ **360 millions d'électeurs** dans l'UE. Le nombre de députés par pays est proportionnel à la population, mais avec un système de représentation dégressive.

10. Qu'est-ce que le Conseil européen ?

Le **Conseil européen** réunit les **chefs d'État et de gouvernement** des 27 États membres, le président de la Commission et son propre président élu. Il fixe les grandes orientations politiques de l'UE mais n'adopte pas de lois.

11. Quelle est la date de la Journée de l'Europe ?

La **Journée de l'Europe** est célébrée chaque année le **9 mai**. Elle commémore la **Déclaration Schuman** de 1950, qui est considérée comme l'acte fondateur de la construction européenne.

12. Quel est l'hymne européen ?

L'**hymne européen** est l'**Ode à la joie**, extrait de la **9e symphonie de Beethoven**. Il symbolise l'unité et la fraternité entre les peuples européens.

13. Que représentent les étoiles sur le drapeau européen ?

Le **drapeau européen** comporte un cercle de **12 étoiles dorées sur fond bleu**. Elles symbolisent l'unité, la solidarité et l'harmonie entre les peuples d'Europe. Le nombre d'étoiles n'est pas lié au nombre d'États membres.

14. Combien y a-t-il de pays dans l'Union européenne ?

L'Union européenne compte actuellement **27 États membres.**

15. Expliquez le Brexit.

Le **Brexit** désigne la sortie du **Royaume-Uni** de l'Union européenne. Cette décision a été prise par référendum en juin 2016 (51,9 % des voix pour la sortie). Le Royaume-Uni a officiellement quitté l'UE le **31 janvier 2020**, mettant fin à 47 ans d'appartenance.

16. Quelles sont les institutions importantes de l'UE ?

Les principales institutions sont :

- La **Commission européenne** : propose et met en œuvre les politiques.
- Le **Conseil de l'UE** : adopte les lois avec le Parlement.
- Le **Parlement européen** : représente les citoyens.
- Le **Conseil européen** : fixe les grandes orientations politiques.
- La **Banque centrale européenne (BCE)** : gère la politique monétaire de la zone euro.
- La **Cour de justice de l'UE (CJUE)** : veille au respect du droit européen.

17. Qu'est-ce que l'ERCC ?

Le **Centre de coordination de la réaction d'urgence (ERCC)** est un organe central du **Mécanisme de protection civile de l'Union européenne**. Il a pour mission de coordonner l'aide d'urgence lors de catastrophes majeures (incendies, inondations, tremblements de terre, pandémies, crises

humanitaires).
Fonctionnement :

- Il travaille 24 h/24 et 7 j/7.
- Il mobilise rapidement les ressources (personnel de secours, matériel, expertise technique) des États membres et des pays partenaires.
- Il peut intervenir **au sein de l'UE** mais aussi **à l'international** à la demande d'un pays ou d'organisations comme l'ONU. L'ERCC dépend de la **Commission européenne (Direction générale ECHO)** et sert de **plateforme de coordination** entre les États membres, les pays sinistrés et les experts en protection civile.

18. Qu'est-ce que la BCE ?

La **Banque centrale européenne (BCE)**, créée en 1998 et basée à Francfort, est l'institution responsable de la **politique monétaire de la zone euro**.
Ses missions principales sont :

- **Maintenir la stabilité des prix** pour protéger le pouvoir d'achat.
- **Fixer les taux d'intérêt** et réguler l'inflation dans la zone euro.
- **Superviser les grandes banques** européennes dans le cadre de l'Union bancaire.
- Contribuer à la stabilité financière globale et à la sécurité du système bancaire. La BCE joue un rôle clé dans les périodes de crise (ex. : crise financière de 2008, pandémie de COVID-19) en injectant des liquidités et en soutenant les États

membres via des mécanismes comme le **programme d'achats d'urgence (PEPP)**.

19. Quelles sont les politiques communes de l'Union européenne ?

L'Union européenne a développé plusieurs **politiques communes** pour renforcer la cohésion entre ses membres et répondre aux grands défis.

a) Politique agricole commune (PAC)

- Objectifs : garantir la sécurité alimentaire, stabiliser les revenus des agriculteurs, soutenir une agriculture durable.
- Instruments : aides directes aux agriculteurs, régulation des marchés agricoles, soutien au développement rural.
- Réformes récentes : conditionnement des aides au respect de normes environnementales, encouragement à l'agriculture biologique.

b) Politique de cohésion économique, sociale et territoriale

- Objectifs : réduire les écarts de développement entre les régions, favoriser la croissance et l'emploi.
- Instruments : Fonds européen de développement régional (FEDER), Fonds social européen (FSE+), Fonds de cohésion.

c) Politique commerciale commune

- Objectifs : défendre les intérêts commerciaux de l'UE, promouvoir le libre-échange.
- Instruments : accords de libre-échange (ex. : CETA), politique douanière commune, sanctions économiques contre les pays tiers si nécessaire.

d) Politique monétaire et économique

- Objectifs : stabiliser l'euro, coordonner les politiques économiques.
- Acteurs : BCE, Pacte de stabilité et de croissance, Semestre européen.
- Réformes : plan de relance "Next Generation EU" (750 milliards d'euros).

e) Politique de la concurrence

- Objectifs : garantir une concurrence équitable, lutter contre les abus de position dominante, encadrer les aides d'État.

f) Politique environnementale et climatique

- Objectifs : atteindre la neutralité carbone d'ici 2050 via le **Pacte vert européen (Green Deal)**.
- Instruments : taxation carbone aux frontières, quotas d'émissions, financement de la transition énergétique.

g) Politique de sécurité et de défense (PCSD)

- Objectifs : renforcer la coopération militaire entre États membres, mener des opérations extérieures, développer l'autonomie stratégique européenne.

h) Politique migratoire et d'asile

- Objectifs : gérer les flux migratoires, protéger les frontières extérieures via **FRONTEX**, harmoniser les procédures d'asile.

20. Quelle est la place de la France dans l'Union européenne

La **France** est un **membre fondateur** et un **pilier central** de l'Union européenne. Elle joue un rôle moteur dans les grandes orientations de l'UE.

Rôle historique :

- Signataire des traités fondateurs (CECA, CEE, Traité de Rome).
- Influence des dirigeants français : Robert Schuman (Déclaration Schuman), François Mitterrand (Traité de Maastricht), Emmanuel Macron (Europe de la défense et Green Deal).

Poids politique et institutionnel :

- Deuxième pays le plus peuplé (68 millions d'habitants).
- 81 députés au Parlement européen.
- Siège officiel du Parlement européen à Strasbourg.
- Partenaire clé du **couple franco-allemand**, moteur des réformes de l'UE.

Rôle économique et financier :

- Deuxième économie de l'UE avec un PIB de 2 800 milliards d'euros.

- Premier bénéficiaire de la **PAC** (premier producteur agricole européen).
- Acteur majeur dans l'aéronautique (Airbus), l'énergie (EDF, TotalEnergies) et le luxe.

Influence diplomatique et militaire :
- Seul État de l'UE doté de l'arme nucléaire.
- Membre permanent du **Conseil de sécurité de l'ONU**.
- Acteur clé de la **Politique de Sécurité et de Défense Commune** (missions au Sahel, Méditerranée).

Engagements stratégiques :
- Leader sur le **Green Deal** et la taxe carbone aux frontières.
- Défenseur d'une **Europe plus souveraine** sur le plan numérique et technologique.
- Promoteur d'un **budget renforcé de la zone euro** et de l'investissement dans les technologies d'avenir.

En résumé, la France reste un **moteur politique, économique et militaire** de l'Union européenne, bien que confrontée à des défis (montée de l'euroscepticisme, débats sur la souveraineté).

Actualités

1. Nouvelle réglementation majeure sur les données de santé

- Le **Règlement « European Health Data Space » (EHDS)** est entré en vigueur le **26 mars 2025**. Il permet une meilleure gouvernance des données de santé électroniques : les citoyens gardent le contrôle de leurs données, tandis que les chercheurs, entreprises et décideurs peuvent y accéder dans un cadre réglementé. Objectif : harmoniser les dossiers médicaux à travers l'UE pour favoriser l'innovation et la recherche.

2. Réforme de la TVA numérique

- Le **paquet ViDA (VAT in the Digital Age)** a été adopté le **11 mars 2025** et est entré en vigueur le **12 avril 2025**. Il modernise la TVA en favorisant la facture électronique, simplifiant les règles pour les plateformes numériques et introduisant une **inscription unique pour les entreprises opérant dans plusieurs États membres**. Objectif : réduire l'écart de TVA (VAT Gap) estimé à 99 milliards € en 2020.

3. Simplification des réglementations durables (Omnibus Package)

- Lancé le **26 février 2025**, ce plan vise à alléger certaines normes ESG jugées trop contraignantes pour l'industrie européenne.

- Allègement des obligations de reporting pour les PME.
- Report jusqu'en **2028 ou 2027** pour les directives de diligence raisonnable (CSDDD).
- Application de la taxe carbone aux frontières limitée selon le tonnage annuel.

4. Réforme du droit des dessins et modèles

- Le **nouveau règlement sur les designs européens (EUDR)** est entré en vigueur le **1er mai 2025** (phase I), tandis que la **phase II commence le 1er juillet 2026**. Il étend les critères de protection des créations esthétiques, simplifie la procédure d'invalidation et instaure une voie d'appel accélérée.

5. Lancement du système EES et préparation d'ETIAS

- À partir du **12 octobre 2025**, le système **EES (Entry/Exit System)** remplace les tampons aux frontières et impose le prélèvement de données biométriques (empreintes, photo) aux voyageurs hors UE entrant dans l'espace Schengen. Ce déploiement s'achève en avril 2026.
- Dès **fin 2026**, le système **ETIAS** imposera une autorisation de voyage à € 20 pour les ressortissants des pays en exemption de visa (ex : Royaume-Uni).

6. Redéfinition des relations commerciales avec les États-Unis

- Le **27 juillet 2025**, un accord transatlantique a été conclu, imposant un tarif de **15 % sur la majorité des produits européens**, tout en annulant ou réduisant certains tarifs commerciaux.
- En compensation, l'UE s'engage à acheter pour **750 milliards de dollars d'énergie américaine** sur trois ans et **600 milliards d'investissements d'entreprises européennes aux États-Unis**. L'accord inclut des engagements sur le secteur militaire.

7. Budget pluriannuel et ambitions stratégiques

- Les négociations pour le prochain **budget européen (2028-2034)** ont débuté en 2025, avec un plan global proche de **2 000 milliards d'euros**.
- Ce budget vise à réorienter les aides agricoles et structurelles vers des plans nationaux axés sur la performance, tout en développant des instruments financiers stratégiques. Toutefois, son ratio réel (1,15 % du RNB) suscite des critiques concernant son insuffisance face aux enjeux géopolitiques.

8. Législation numérique et protection des consommateurs

- La Commission européenne prévoit une consultation publique dès le **printemps 2025** sur le **Digital Fairness Act**, destiné à encadrer les pratiques trompeuses en ligne (dark patterns, marketing d'influence, personnalisation abusive). La proposition sera soumise à l’approbation en **2026**.

LA FRANCE

1. Quelle est la devise de la France ?

La devise de la République française est **« Liberté, Égalité, Fraternité »**. Elle apparaît sur les bâtiments publics et les documents officiels. Adoptée sous la **Deuxième République en 1848**, elle s'inspire directement des idéaux de la **Déclaration des droits de l'homme et du citoyen de 1789**. Elle résume l'esprit républicain : la liberté pour chaque citoyen, l'égalité devant la loi et la fraternité comme valeur de cohésion nationale.

2. Que représentent les couleurs du drapeau français ?

Le **drapeau tricolore bleu-blanc-rouge** est né sous la **Révolution française**. Le **bleu et le rouge** sont les couleurs de la ville de **Paris**, et le **blanc** représente la monarchie. Leur association symbolise la réconciliation entre le peuple et le roi. Il est l'emblème officiel de la **Cinquième République**.

3. Qui a écrit La Marseillaise ?

La Marseillaise a été écrite et composée en 1792 par **Claude-Joseph Rouget de Lisle**, alors capitaine du génie à Strasbourg. Ce chant révolutionnaire, d'abord intitulé « Chant de guerre pour l'armée du Rhin », est devenu l'hymne national en 1795.

4. Combien la France compte-t-elle de régions et de départements ?

La France compte **18 régions** :

- **13 régions métropolitaines**, dont la Corse.
- **5 régions d'outre-mer**, qui sont également des départements : **Guadeloupe, Martinique, Guyane, La Réunion et Mayotte**.

  Elle compte également **101 départements**.

5. Que sont les TAAF ?

Les **Terres australes et antarctiques françaises (TAAF)** sont une collectivité d'outre-mer créée en 1955. Elles regroupent cinq districts :

- **Archipel Crozet**,
- **Îles Kerguelen**,
- **Îles Éparses de l'océan Indien**,
- **Îles Saint-Paul et Nouvelle-Amsterdam**,
- **La Terre Adélie** (secteur antarctique revendiqué par la France).

6. Combien la France compte-t-elle de communes ?

La France compte **environ 34 967 communes** en métropole et outre-mer, auxquelles s'ajoutent une centaine de communes dans les collectivités d'outre-mer et en Nouvelle-Calédonie. C'est le pays européen qui compte le plus grand nombre de communes.

7. Qui était Napoléon Bonaparte ?

Napoléon Bonaparte (1769-1821) fut un général, Premier consul puis **empereur des Français** (1804-1814, puis Cent-Jours en 1815). Stratège militaire de génie, il a profondément réformé l'État (Code civil, lycées, Banque de France) et marqué l'histoire européenne par ses conquêtes. Exilé après sa défaite à Waterloo, il meurt à Sainte-Hélène en 1821.

8. Qui était Jean Moulin ?

Jean Moulin (1899-1943) était un haut fonctionnaire et **héros de la Résistance**. Envoyé par **Charles de Gaulle** pour unifier les mouvements de résistance, il fonde le **Conseil national de la Résistance (CNR)**. Arrêté et torturé par la Gestapo, il meurt en déportation.

9. Qui était Charles de Gaulle ?

Charles de Gaulle (1890-1970) fut militaire, chef de la France libre durant la Seconde Guerre mondiale, fondateur de la **Cinquième République** et **président de la République (1959-1969)**. Il est notamment l'auteur de l'**Appel du 18 juin 1940**, qui incita les Français à résister face à l'Allemagne nazie.

10. Quelle est la superficie de la France ?

La France métropolitaine et ultramarine couvre **551 695 km²**, ce qui en fait le plus vaste pays de l'Union européenne.

11. Citer les 5 fleuves principaux de France.

- **La Seine**
- **La Loire** (le plus long)
- **Le Rhône**
- **La Garonne**

- **Le Rhin**

12. Quel est le plus haut sommet de France ?

Le **Mont Blanc**, situé dans les Alpes, culmine à **4 810 mètres**, ce qui en fait également le plus haut sommet d'Europe occidentale.

13. Citer des livres de Victor Hugo.

Parmi ses œuvres majeures :

- **Notre-Dame de Paris** (1831)
- **Les Misérables** (1862)
- **Les Contemplations** (1856)
- **La Légende des siècles** (1859-1883).

14. Quel roi a été décapité ?

Louis XVI a été exécuté par guillotine le **21 janvier 1793** après avoir été reconnu coupable de trahison par la Convention nationale.

15. Qui était Robespierre ?

Maximilien Robespierre (1758-1794) fut un avocat et homme politique, figure majeure de la **Révolution française**. Membre influent du **Comité de salut public**, il incarne la période de la **Terreur** (1793-1794). Défenseur du suffrage universel masculin et de l'abolition de l'esclavage, il est exécuté le 28 juillet 1794.

16. Quelles sont les dates des différentes Constitutions françaises ?

- **1793** : Première République
- **1848** : Deuxième République
- **1875** : Troisième République
- **1946** : Quatrième République
- **1958** : Cinquième République (toujours en vigueur).

17. Citer des grands peintres français.

- **Paul Cézanne**
- **Claude Monet**
- **Paul Gauguin**
- **Henri Matisse**
- **Théodore Géricault**.

18. Citer des grands écrivains français.

- **Molière**
- **Marcel Proust**
- **Gustave Flaubert**
- **Jean-Paul Sartre**
- **Simone de Beauvoir**
- **Albert Camus**
- **Charles Baudelaire**
- **Émile Zola**.

19. Qu'est-ce que le Panthéon ?

Le **Panthéon** est un monument parisien du XVIIIe siècle, initialement conçu comme église. Depuis la Révolution, il est devenu un lieu où reposent de grandes figures françaises : **Voltaire, Rousseau, Victor Hugo, Jean Moulin, Simone Veil, Joséphine Baker**, etc.

20. Qu'est-ce que la Révolution française de 1789 ?

La **Révolution française** (1789-1799) renversa la monarchie absolue et mit fin à l'Ancien Régime. Elle débute avec l'ouverture des États généraux et la **prise de la Bastille (14 juillet 1789)**, et aboutit à l'instauration de la **Première République**.

21. En quelle année est rédigée la Déclaration des droits de l'homme ?

Elle est adoptée en **août 1789** par l'Assemblée constituante et proclame les libertés fondamentales : égalité devant la loi, liberté d'expression, droit de propriété, souveraineté nationale.

22. Quelles sont les dates de la Première Guerre mondiale

La **Première Guerre mondiale** a lieu de **1914 à 1918**. L'armistice est signé le **11 novembre 1918** à Rethondes.

23. Quelles sont les dates de la Seconde Guerre mondiale

La **Seconde Guerre mondiale** s'étend de **1939 à 1945**. En Europe, l'Allemagne nazie capitule le **8 mai 1945**, et la guerre prend fin le **2 septembre 1945** après la capitulation du Japon.

24. Qu'appelle-t-on la période des Lumières ?

Les **Lumières** désignent un mouvement philosophique et culturel du XVIIIe siècle. Des penseurs comme **Voltaire, Montesquieu, Rousseau** prônent la raison, la tolérance et la diffusion du savoir contre l'ignorance et l'obscurantisme.

25. La France en quelques chiffres (2025)

- **Population** : ~68 millions d'habitants
- **Chômage** : environ 7 %
- **PIB** : environ 2 800 milliards d'euros
- **Dette publique** : ~3 100 milliards d'euros.

26. Quelle est la date de la prise de la Bastille et son importance ?

La **prise de la Bastille** a lieu le **14 juillet 1789**. Elle symbolise la révolte populaire contre l'absolutisme et marque le début de la Révolution française.

27. Quel régime politique est instauré après la révolution de 1848 ?

La **Deuxième République** est proclamée en février 1848. Elle abolit l'esclavage dans les colonies françaises et instaure le **suffrage universel masculin**.

28. Quel événement marque la fin de la monarchie en France ?

La **proclamation de la Première République**, le **21 septembre 1792**, marque la fin de la monarchie.

29. Quelle guerre oppose la France et la Prusse en 1870 ?
La **guerre franco-prussienne** (1870-1871), qui entraîne la chute du **Second Empire** et la proclamation de la **Troisième République**.

30. Quelle institution est mise en place par la Constitution de 1875 ?

La **Troisième République**, dotée d'un régime parlementaire.

31. Quelle grande réforme est mise en place sous le Front populaire en 1936 ?

Les **congés payés** (2 semaines) et la **semaine de 40 heures**, ainsi que d'autres avancées sociales (conventions collectives, hausse des salaires).

32. Qui prononce l'Appel du 18 juin 1940 et pourquoi ?

Le **général de Gaulle**, depuis Londres, lance l'**Appel du 18 juin 1940** pour inciter les Français à poursuivre la lutte contre l'Allemagne nazie.

33. Quelle est la date de création de la IVe République ?

La **IVe République** est proclamée le **27 octobre 1946**, après la Seconde Guerre mondiale.

34. Quelle est la date d'entrée en vigueur de la Constitution de la Cinquième République ?

La **Cinquième République** est instaurée le **4 octobre 1958**, sous l'impulsion de Charles de Gaulle.

35. Quel président a instauré l'élection du président au suffrage universel direct ?

Charles de Gaulle, par référendum en **1962**.

36. Quelle réforme de 2000 a modifié la durée du mandat présidentiel ?

La **réduction du mandat présidentiel** de 7 à 5 ans (quinquennat), mise en place sous **Jacques Chirac**.

37. Quel président a aboli la peine de mort en France ?

François Mitterrand, en **1981**, grâce à la loi portée par son ministre de la Justice **Robert Badinter**.

38. Quel président a mis en place le Service National Universel (SNU) ?

Emmanuel Macron, en 2019, pour renforcer la cohésion nationale et l'engagement citoyen des jeunes.

39. Quelle loi a instauré la laïcité en France ?

La **loi de 1905** sur la **séparation des Églises et de l'État**, garantissant la liberté de conscience et la neutralité de l'État.

40. Qu'est-ce que la Déclaration des droits de l'homme et du citoyen ?

Texte fondamental adopté en **1789**, affirmant les droits naturels, inaliénables et sacrés de l'homme (liberté, égalité, sûreté, propriété).

Actualités

1. Politique et institutions

- **Projet controversé d'allongement de l'âge de la retraite de 62 à 64 ans**, désormais renégocié par le gouvernement dans un contexte tendu et avec des partenaires sociaux mobilisés.

- Lancement du **parti "La France humaniste"**, initié par Dominique de Villepin en juin 2025, défendant des valeurs républicaines et sociales dans une perspective présidentielle.

2. Économie, finances publiques et réformes

- La croissance économique est faible : il est prévu un **PIB en croissance de 0,6 % en 2025**, puis 1 % en 2026 selon le FMI.

- Adoption de la **loi de finances 2025** (février) marquée par une hausse des tranches d'impôt sur le revenu de 1,8 %.

- **Réforme des class actions** via la loi DDADUE (avril-mai 2025) : harmonisation des procédures en droit des consommateurs, droit de l'environnement, et introduction d'une **sanction civile pour préjudice intentionnel**.

- **Obligation de facturation électronique (B2B)** en cours de déploiement, avec un calendrier complet prévu pour septembre 2026.

3. Environnement et agriculture

- Un **projet de loi agricole très controversé**, visant à autoriser l'usage du pesticide acetamiprid, suscite un record de **1,3 million de signatures de pétition**.

- Affaiblissement de la **politique des zones à faibles émissions (ZFEs)** : suppression votée par le Parlement (98 voix contre 51), fragilisant l'orientation environnementale.

4. Défense, industrie et souveraineté

- Signature du **contrat stratégique de la filière nucléaire (2025-2028)** en juin 2025 : consolidation industrielle, R&D, EPR2, prolongation des réacteurs, développement des SMR, etc.

- La France se tourne vers une **« économie de guerre »** : intensification de la production de matériel militaire (missiles, blindés, munitions), budget défense porté à 400 Mds€ (2024-2030).

- Tensions dans le projet européen **FCAS (avion de combat futur)** entre Dassault et Airbus : Macron et le chancelier allemand Merz œuvrent à un compromis en vue du prochain rendez-vous ministériel avant août 2025.

5. Numérique, intelligence artificielle

- **Sommet pour l'action sur l'IA (SAIA)** organisé à Paris début février 2025 (coprésidé par la France et l'Inde). Adoption d'une **déclaration sur une IA éthique, inclusive et ouverte**, lancement de la **fondation Current AI** et engagement à former 100 000 data scientists/an en France.

- En janvier 2025, la France soutient la proposition d'un **"Compass Compétitivité" de l'UE** : réduction de 25 % des obligations ESG, priorité aux secteurs IA, biotech et énergie décarbonée pour renforcer la compétitivité mondiale.

6. Commerce international & Europe

- **Pression française au sein de l'UE** pour riposter aux éventuels tarifs américains sur les exportations de l'UE (jusqu'à 30 %), en activant l'outil anti-coercition (ACI) et préparant des mesures de représailles ciblées.

- L'Union européenne s'oriente vers un accord commercial transatlantique annoncé avant le **1er août 2025** : accord sur tarifs à 15 % sur certains produits européens, investissements croisés prévus.

7. Transport, énergie et pouvoir d'achat

- Baisse de **15 % sur les tarifs de l'électricité** à partir du 1er février 2025 pour 24 millions de ménages, et **taux du Livret d'Épargne Populaire (LEP)** porté à 3,5 %.

- Alerte lancée par la Commission européenne en juillet 2025 : risque important de **graves retards de vols en Europe**, en lien avec le déficit de contrôleurs aériens et l'absence de réforme du ciel unique européen (SES) .

L'ETAT

1. Qu'est-ce qu'une Constitution ?

Une **Constitution** est la **loi fondamentale** d'un État. Elle définit l'organisation et le fonctionnement des institutions, précise la répartition des pouvoirs et garantit les droits et libertés fondamentaux des citoyens.
La **Constitution française du 4 octobre 1958** fonde la **Cinquième République**, toujours en vigueur aujourd'hui. Elle a été **révisée 24 fois** (notamment en 2000 pour passer au quinquennat, en 2008 pour renforcer le rôle du Parlement et limiter l'usage du 49-3). Malgré ces révisions, elle demeure l'une des plus stables de l'histoire française.

2. Qu'est-ce que la République ?
La **République** est une forme d'organisation politique dans laquelle **le pouvoir appartient au peuple**, qui l'exerce directement ou par l'intermédiaire de représentants élus. Le chef de l'État **n'y détient pas le pouvoir par héritage** et ses fonctions sont limitées par la loi.
La République française repose sur trois grands principes : **Liberté, Égalité, Fraternité**, inscrits dans la Constitution et symbolisés sur les bâtiments publics.

3. Citer les présidents de la Cinquième République.

- **Charles de Gaulle** : 1959 – 1969
- **Georges Pompidou** : 1969 – 1974
- **Valéry Giscard d'Estaing** : 1974 – 1981
- **François Mitterrand** : 1981 – 1995

- **Jacques Chirac** : 1995 – 2007
- **Nicolas Sarkozy** : 2007 – 2012
- **François Hollande** : 2012 – 2017
- **Emmanuel Macron** : 2017 – aujourd'hui (*réélu en 2022 ; deuxième mandat en cours en 2025*).

4. Qui est le chef des armées ?

Le **président de la République** est le chef des armées (article 15 de la Constitution). Il préside les conseils et comités supérieurs de la Défense nationale et peut décider de l'engagement des forces armées.

5. Qu'est-ce que la séparation des pouvoirs ?

La **séparation des pouvoirs**, inspirée de Montesquieu, vise à **limiter les abus de pouvoir** en répartissant les fonctions de l'État entre trois organes :

- **Le pouvoir législatif** : vote les lois (Parlement).
- **Le pouvoir exécutif** : met en œuvre les lois (Président et Gouvernement).
- **Le pouvoir judiciaire** : contrôle l'application des lois (tribunaux et magistrats).

6. Quel est le rôle du pouvoir législatif ?

- **Voter les lois** proposées par le Gouvernement (projets de loi) ou les parlementaires (propositions de loi).
- **Contrôler le Gouvernement** (questions au gouvernement, commissions d'enquête, motion de censure).
- **Voter le budget de l'État**.

- **Assurer l'intérim du chef de l'État** en cas de vacance (par le président du Sénat).

7. Qui exerce le pouvoir législatif en France ?

Le **Parlement** exerce le pouvoir législatif. Il est composé de deux chambres :

- **L'Assemblée nationale** (577 députés élus au suffrage universel direct, siège au Palais Bourbon).
- **Le Sénat** (348 sénateurs élus au suffrage indirect, siège au Palais du Luxembourg).

8. Quel est le rôle du pouvoir exécutif ?

Sous la Cinquième République, le pouvoir exécutif est partagé entre :

- **Le président de la République** : chef de l'État, garant des institutions, chef des armées, diplomatie, nominations aux postes clés.
- **Le Gouvernement** dirigé par le Premier ministre : met en œuvre les lois, dirige l'administration, élabore le budget, négocie et signe les décrets d'application.

9. Quel est le rôle du pouvoir judiciaire ?

Le **pouvoir judiciaire** garantit l'application de la loi, tranche les litiges et sanctionne les infractions.
Il est composé :

- **Des juridictions civiles et pénales** (tribunaux, cours d'appel, Cour de cassation).

- **Des juridictions administratives** (tribunaux administratifs, cours administratives d'appel, Conseil d'État).

10. Quelle est l'organisation juridictionnelle en France ?

Elle se divise en deux grands ordres :

- **Ordre judiciaire** : tribunaux judiciaires, cours d'appel, Cour de cassation (litiges entre particuliers, droit pénal).
- **Ordre administratif** : tribunaux administratifs, cours administratives d'appel, Conseil d'État (litiges impliquant l'administration).

11. Qu'est-ce que la jurisprudence ?

La **jurisprudence** est l'ensemble des décisions de justice qui interprètent et précisent les lois. Elle joue un rôle essentiel lorsqu'un texte est flou ou incomplet, complétant ainsi le travail du législateur.

12. Qu'est-ce que le Conseil d'État ?

Le **Conseil d'État** est la plus haute juridiction administrative française. Il juge les litiges administratifs et conseille le Gouvernement sur les projets de loi avant leur adoption.

13. Qu'est-ce que la Cour des comptes ?

La **Cour des comptes** contrôle l'utilisation des finances publiques : budget de l'État, collectivités, Sécurité sociale, organismes bénéficiant de fonds publics. Elle publie chaque année un **rapport public** très attendu.

14. Qu'est-ce que le CESE ?

Le **Conseil économique, social et environnemental (CESE)** est une assemblée consultative composée de représentants de la société civile (patronat, syndicats, associations). Il rend des avis au Gouvernement et au Parlement sur les grands projets de loi.

15. Qu'est-ce que le Conseil constitutionnel ?

Le **Conseil constitutionnel** vérifie que les lois et règlements sont conformes à la Constitution. Il veille aussi à la régularité des élections et référendums.
Il compte **9 membres** nommés pour 9 ans (3 par le président de la République, 3 par le président du Sénat et 3 par celui de l'Assemblée nationale).

16. Qu'est-ce que la hiérarchie des normes ?

La **hiérarchie des normes** organise les règles juridiques :

1. **La Constitution** et les normes constitutionnelles (dont la Déclaration des droits de l'homme et du citoyen).
2. **Les traités internationaux et européens**.
3. **Les lois**.
4. **Les règlements** (décrets, arrêtés).
5. **Les actes administratifs**.

17. Qu'est-ce que le Journal officiel ?

Le **Journal officiel de la République française** publie toutes les lois, décrets, arrêtés et annonces légales. Sa publication donne force exécutoire aux textes.

18. Comment est élaborée une loi ?

1. **Initiative** : Gouvernement (projet de loi) ou parlementaires (proposition de loi).
2. **Examen et vote** : discussion dans les deux chambres (Assemblée nationale et Sénat).
3. **Commission mixte paritaire** : en cas de désaccord, elle rédige un texte commun.
4. **Promulgation** : le président signe la loi.
5. **Publication** : la loi paraît au Journal officiel.

19. Qui sont les préfets ?

Les **préfets** représentent l'État dans les départements et régions. Nommés par décret présidentiel, ils assurent le maintien de l'ordre, la sécurité et l'application des lois.

20. Qu'est-ce que l'ordre public ?

L'**ordre public** regroupe la **sécurité publique**, la **tranquillité publique** et la **salubrité publique**. Il justifie certaines restrictions aux libertés (ex. : couvre-feu, interdictions administratives).

21. Qu'est-ce que la motion de censure ?

La **motion de censure** permet à l'Assemblée nationale de **renverser le Gouvernement**. Elle doit être déposée par au moins **1/10 des députés** et adoptée à la majorité absolue (289 voix).

22. Qu'est-ce que l'article 49-3 ?

L'**article 49-3** permet au Gouvernement d'**adopter un texte sans vote**, sauf si l'Assemblée vote une motion de censure. Depuis la réforme de 2008, son usage est limité aux lois de finances et à un texte par session parlementaire.

23. Qu'est-ce qu'une commission mixte paritaire ?

Une **commission mixte paritaire (CMP)** est une instance temporaire composée à parts égales de **7 députés et 7 sénateurs**. Elle est convoquée lorsqu'un projet ou une proposition de loi a été examiné par les deux chambres et qu'un désaccord persiste.
Son rôle est de **trouver un compromis** sur un texte commun. Si la CMP échoue, le dernier mot revient généralement à l'**Assemblée nationale**, conformément à la Constitution.

24. Expliquez les institutions de la Cinquième République.

Les institutions de la **Cinquième République** (Constitution du 4 octobre 1958) sont organisées autour d'un **régime semi-présidentiel** avec une séparation souple des pouvoirs

- **Le président de la République** : chef de l'État, garant des institutions, élu au suffrage universel direct (mandat de 5 ans).

- **Le Gouvernement** : dirigé par le Premier ministre, met en œuvre les politiques publiques et gère l'administration.
- **Le Parlement** : composé de l'Assemblée nationale et du Sénat, il vote les lois et contrôle le Gouvernement.
- **Le Conseil constitutionnel** : contrôle la conformité des lois à la Constitution.
- **Le Conseil d'État et les juridictions administratives et judiciaires** : veillent au respect de la légalité.

25. Expliquez les différentes élections en France.

Les principales élections sont :

- **Présidentielles** : tous les 5 ans, au suffrage universel direct.
- **Législatives** : pour élire les députés (tous les 5 ans).
- **Sénatoriales** : renouvellement partiel des sénateurs tous les 3 ans (suffrage indirect).
- **Municipales** : tous les 6 ans, pour élire les conseils municipaux.
- **Régionales et départementales** : tous les 6 ans, pour élire les conseils régionaux et départementaux.
- **Européennes** : tous les 5 ans, pour élire les eurodéputés.

26. Qu'est-ce qu'un mode de scrutin ?

Un **mode de scrutin** est le système utilisé pour désigner les élus lors d'un vote. Il détermine **comment les voix des électeurs se traduisent en sièges**.
En France, on distingue principalement :

- **Le scrutin majoritaire** (ex. : présidentielles, législatives).
- **Le scrutin proportionnel** (ex. : européennes).
- **Les scrutins mixtes**, combinant les deux (ex. : municipales dans les villes de plus de 1 000 habitants).

27. Qu'est-ce qu'un scrutin majoritaire ?

Le **scrutin majoritaire** permet d'élire le ou les candidats ayant obtenu le plus de voix.

- **Uninominal** : un seul siège à pourvoir (ex. : présidentielles).
- **Plurinominal** : plusieurs sièges à pourvoir (ex. : départementales).

  Il peut être organisé **à un ou deux tours** (les législatives et présidentielles utilisent un système à deux tours).

28. Qu'est-ce qu'un scrutin proportionnel ?

Le **scrutin proportionnel** vise à **refléter le plus fidèlement possible le poids des différentes forces politiques**. Les sièges sont attribués proportionnellement au nombre de voix recueillies.
Il favorise le multipartisme mais peut rendre plus difficile la formation de majorités stables (exemple : élections européennes).

29. Qu'est-ce qu'un scrutin mixte ?

Les **scrutins mixtes** combinent les avantages du système majoritaire et du système proportionnel.
Exemple : **élections municipales** dans les communes de plus de 1 000 habitants :

- La moitié des sièges est attribuée à la liste arrivée en tête.
- L'autre moitié est répartie proportionnellement entre les listes ayant obtenu au moins 5 % des voix.

30. Qu'est-ce qu'un acte administratif ?

Un **acte administratif** est une décision prise par une **autorité publique** qui s'impose de manière unilatérale aux administrés. Exemple : un arrêté du maire réglementant la circulation.
Il se distingue du **contrat administratif**, qui suppose un accord entre deux parties.

31. Citez des actes unilatéraux.

- **Décrets** : actes du président ou du Premier ministre.
- **Arrêtés** : ministériels, préfectoraux ou municipaux.
- **Documents budgétaires** : budgets votés par les collectivités ou l'État.

32. Qu'est-ce qu'un contrat administratif ?

C'est un **contrat conclu entre une personne publique** (État, commune, région) et une personne privée ou publique, dans le but de gérer un service public ou réaliser des travaux.

Exemples : marché public, contrat de délégation de service public.

33. Qu'est-ce que le droit pénal ?

Le **droit pénal** fixe les comportements interdits et les sanctions applicables (amendes, prison). Il vise à **protéger la société** et à punir les auteurs d'infractions (contraventions, délits, crimes).

34. Qu'est-ce que le droit civil ?

Le **droit civil** régit les relations entre particuliers : mariage, filiation, succession, contrats, responsabilité civile. Il protège les droits des citoyens et organise la vie sociale.

35. Qu'est-ce qu'un code ?

Un **code** est un recueil de textes législatifs et réglementaires organisés par thème.
Exemples :

- **Code pénal** (infractions et peines).
- **Code civil** (droit des personnes et des biens).
- **Code de la route**.

36. Combien de signatures faut-il pour un référendum d'initiative citoyenne ?

En France, le **référendum d'initiative citoyenne (RIC)** n'existe pas encore. Le **référendum d'initiative partagée (RIP)**, introduit en 2008, nécessite le soutien de **1/5 des parlementaires** et **1/10 des électeurs inscrits** (soit environ 4,8 millions de signatures).

37. Qu'est-ce que la loi de finances ?

La **loi de finances** fixe chaque année le **budget de l'État** : recettes (impôts) et dépenses (fonctionnement des services publics, investissements, etc.).
Les collectivités locales votent leur propre budget, indépendamment.

38. Qui peut élaborer des ordonnances ?

Le **Gouvernement** peut prendre des **ordonnances** après y avoir été autorisé par le Parlement (article 38 de la Constitution). Elles ont force de loi après ratification parlementaire.

39. Qui élabore les décrets ?

Les **décrets** sont des actes réglementaires signés par le **Premier ministre** et parfois par le **président de la République**. Ils précisent les modalités d'application des lois.

40. Qui élabore les arrêtés et les circulaires ?

Les **arrêtés** sont des actes réglementaires pris par des ministres, préfets ou maires.

Les **circulaires** sont des instructions adressées aux services administratifs pour expliquer comment appliquer les lois et règlements.

41. Qu'est-ce qu'une motion de censure ?

La **motion de censure** est un mécanisme par lequel l'Assemblée nationale peut **renverser le Gouvernement**. Deux types :

- **Spontanée** (article 49-2) : déposée par au moins 1/10 des députés.
- **Provoquée** (article 49-3) : si le Gouvernement engage sa responsabilité sur un texte et que la motion est adoptée.
  Il faut **289 voix (majorité absolue)** pour qu'elle soit adoptée.

42. Qu'est-ce que l'article 49-3 ?

L'**article 49 alinéa 3** permet au Gouvernement d'**adopter un texte sans vote**, sauf si une motion de censure est votée dans les 24 heures.
Depuis 2008, son usage est limité à **un texte par session parlementaire**, sauf pour les lois de finances et de financement de la Sécurité sociale.

Actualités

A. Gouvernement et Parlement

- La **session extraordinaire du Parlement** est déclenchée le 12 juin 2025 par un décret du président pour examiner des projets internationaux et budgétaires Critiques de la majorité parlementaire minoritaire et tension sur l'adoption du budget 2025.

B. Modes de scrutin et réforme municipale

- Une **CMP (commission mixte paritaire)** réunissant députés et sénateurs échoue le 24 juin 2025 à s'accorder sur la réforme du mode de scrutin municipal à Paris, Lyon et Marseille. Le Gouvernement donne alors le **dernier mot à l'Assemblée nationale** où le texte est largement approuvé malgré l'opposition du Sénat.

- Depuis décembre 2024, le gouvernement s'ouvre à une réforme législative visant à introduire une proportionnelle partielle aux élections législatives, notamment portée par Yaël Braun-Pivet et soutenue par Emmanuel Macron et François Bayrou, bien que contestée dans sa majorité.

C. Démocratie participative et référendum

- Le Premier ministre envisage l'organisation d'un **référendum national sur le budget 2026**, pour renforcer la légitimité citoyenne face à des mesures de rigueur budgétaire contestées.

- Le **Référendum d'initiative citoyenne (RIC)** fait à nouveau l'objet de débats : une pétition ayant dépassé les **500 000 signatures** a déclenché un **débat public à l'Assemblée nationale**, relançant la revendication d'un RIC constitutionnel avec seuil abaissé.

D. Crise politique et stabilité institutionnelle

- La **crise politique 2024-2025**, marquée par une dissolution parlementaire face à une Assemblée nationale minoritaire, a conduit à une période sans gouvernement pendant deux mois avant la nomination de Barnier puis Bayrou. Le gouvernement Barnier a été renversé sur le projet de financement de la Sécurité sociale via une **motion de censure**.

E. Réformes constitutionnelles à l'étude

- En 2025, des travaux sont en cours pour inscrire dans la Constitution la **protection du climat et de la biodiversité**. Une **convention citoyenne sur la démocratie** est proposée pour renforcer la participation directe des citoyens dans les réformes constitutionnelles.

F. Statut de la Nouvelle-Calédonie

- Le **Bougival Accord**, signé le 12 juillet 2025, prévoit la reconnaissance de la **Nouvelle-Calédonie en tant qu'État associé à la République française**, via une réforme constitutionnelle adoptée au Parlement puis soumise à un **référendum en février 2026**.

LA FONCTION PUBLIQUE

1. Qu'est-ce qu'un service public ?

Un **service public** est une activité d'intérêt général organisée et assurée, directement ou indirectement, par l'État, les collectivités territoriales ou des établissements publics. Son but est de **répondre aux besoins collectifs** de la population (éducation, santé, sécurité, transport...). Il se distingue par des règles spécifiques qui garantissent sa mission au service de tous.

2. Quels sont les principes du service public ?

Trois grands principes structurent l'action des services publics :

- **Égalité** : les usagers doivent être traités sans discrimination, dans des conditions identiques.
- **Continuité** : le service public doit fonctionner sans interruption, même en période de crise.
- **Mutabilité (ou adaptabilité)** : il doit évoluer pour répondre aux nouveaux besoins des usagers et aux transformations de la société.

3. Combien de fonctionnaires en France en 2025 ?

En 2025, la **fonction publique française** compte environ **5,8 millions d'agents**, répartis comme suit :

- **2,5 millions** dans la fonction publique d'État (administrations centrales, services déconcentrés, éducation nationale).

- **1,9 million** dans la fonction publique territoriale (communes, départements, régions).
- **1,3 million** dans la fonction publique hospitalière (hôpitaux, établissements médico-sociaux). Ces chiffres incluent les **contractuels** et sont régulièrement ajustés par les rapports de l'INSEE et de la DGAFP.

4. Quels sont les modes de gestion du service public ?

- **Gestion directe** : la collectivité ou l'État gère directement le service (ex. : école publique).
- **Gestion indirecte (ou délégation de service public - DSP)** : une autre personne morale (publique ou privée) assure la mission. Exemples :
    - **Établissement public** (ex. : CCAS).
    - **Entreprise privée** (ex. : entreprise chargée de l'entretien des routes).

5. Qu'est-ce qu'un établissement public ?

Un **établissement public** est une **personne morale de droit public** qui gère un ou plusieurs services publics. Il comprend :

- **Un organe délibérant** (conseil d'administration).
- **Un organe exécutif** (président ou directeur).

6. Qu'est-ce qu'un EPA ?

Un **Établissement Public Administratif (EPA)** gère des missions administratives (ex. : CNFPT, universités). Il bénéficie d'une **autonomie administrative et financière**.

7. Qu'est-ce qu'un EPIC ?

Un **Établissement Public Industriel et Commercial (EPIC)** gère une activité de nature commerciale ou industrielle, dans un cadre proche du droit privé (ex. : La Poste, RATP).

8. Quelles lois définissent le statut des fonctionnaires ?

- **Titre I** : droits et obligations des fonctionnaires (loi du 13 juillet 1983).
- **Titre II** : fonction publique d'État (loi du 11 janvier 1984).
- **Titre III** : fonction publique territoriale (loi du 26 janvier 1984).
- **Titre IV** : fonction publique hospitalière (loi du 9 février 1986).

9. Séparation du grade et de l'emploi.

- **Grade** : titre appartenant à l'agent, garantissant son statut.
- **Emploi** : poste occupé par l'agent. Ainsi, si un emploi est supprimé, l'agent conserve son grade et doit être reclassé.

10. Qu'est-ce que la rémunération indiciaire ?

La **rémunération indiciaire** est calculée selon un **indice** lié au grade et à l'échelon de l'agent. **Formule** : Indice × valeur du point d'indice = traitement de base.

Depuis 2023, la valeur du point d'indice est régulièrement revalorisée pour compenser l'inflation.

11. Quelles sont les positions administratives ?

- **Activité** : exercice normal du poste.
- **Détachement** : exercice dans un autre corps, cadre d'emplois ou organisme.
- **Disponibilité** : suspension temporaire sans rémunération ni droits à retraite.
- **Congé parental** : suspension pour élever un enfant, avec maintien partiel des droits d'avancement et de retraite.

12. Droits des fonctionnaires.

- Liberté d'opinion et protection contre la discrimination.
- Droit à la rémunération et à la mobilité.
- Accès à son dossier, droit à la formation et aux congés.
- Protection fonctionnelle en cas de menaces ou attaques.
- Droit syndical, de grève, de participation aux instances.

13. Obligations des fonctionnaires.

- Servir l'intérêt général avec loyauté.
- Obéissance hiérarchique (sauf ordre manifestement illégal).
- Devoir de réserve, de discrétion et de neutralité.
- Secret professionnel.

- Interdiction des conflits d'intérêts et d'activités incompatibles.

14. Faute de service / Faute personnelle.

- **Faute de service** : commise dans le cadre des fonctions ; la responsabilité revient à l'administration.
- **Faute personnelle** : intention de nuire ou comportement inexcusable ; la responsabilité engage l'agent.

15. Groupes de sanctions disciplinaires.

- **1er groupe** : avertissement, blâme, exclusion jusqu'à 3 jours.
- **2e groupe** : abaissement d'échelon, exclusion de 4 à 15 jours.
- **3e groupe** : rétrogradation, exclusion de 16 jours à 6 mois.
- **4e groupe** : mise à la retraite d'office, révocation.

16. Conseil de discipline.

Instance paritaire (CAP) composée de représentants de l'administration et du personnel.
Elle est **obligatoirement saisie** pour les sanctions du 2e au 4e groupe.

17. Loi de transformation de la fonction publique (6 août 2019).

Axes principaux :

- Dialogue social plus stratégique.
- Développement des leviers managériaux.
- Simplification et transparence des procédures.
- Mobilité et accompagnement des transitions professionnelles.
- Renforcement de l'égalité professionnelle.

18. Loi 3DS (21 février 2022).

Loi de **différenciation, décentralisation, déconcentration et simplification** :

- Plus de libertés aux collectivités.
- Adaptation locale des politiques publiques.
- Simplification de la gestion administrative.

19. Cumul d'activités.

Principe : **interdiction du cumul** d'une activité publique et d'une activité privée lucrative.
Dérogations possibles : activités accessoires (enseignement, expertise, création artistique).
Contrôle renforcé par la **loi Déontologie (2016)** et la **loi de transformation (2019)**.

20. Qu'est-ce que la HATVP ?

La **Haute Autorité pour la Transparence de la Vie Publique** contrôle les départs des agents publics vers le secteur privé et les cumuls d'activités pour éviter les conflits d'intérêts.

21. Qu'est-ce que le programme Action Publique 2022 ?

Lancé en 2017, ce programme visait :

- La **numérisation** des services publics (objectif : 100 % dématérialisés).
- La **simplification** des démarches.
- La réduction des dépenses publiques de 3 points de PIB.

22. Qu'est-ce que le RIFSEEP ?

Le **RIFSEEP** (Régime indemnitaire tenant compte des fonctions, sujétions, expertise et engagement professionnel) est composé de :

- **IFSE** (indemnité de fonctions, sujétions et expertise) : mensuelle.
- **CIA** (complément indemnitaire annuel) : versé en 1 ou 2 fois par an.

23. Quelles sont les positions administratives ?

Cf. **point 11** (détail des positions).

24. Fiche de paie dans la fonction publique.

Composée de :

- Traitement indiciaire, indemnité de résidence, SFT, NBI.
- Primes et indemnités diverses.
- Remboursements de frais et avantages en nature. Depuis 2019, la **dématérialisation** des bulletins est la norme (sauf refus de l'agent).

25. Qu'est-ce que le droit à la déconnexion ?

Droit pour les agents publics de **ne pas répondre aux sollicitations professionnelles** en dehors du temps de travail. Encadré par l'**accord télétravail du 13 juillet 2021**, il vise à préserver l'équilibre vie professionnelle/vie personnelle

Actualités

A. Budget, effectifs et rémunération

- Le **budget 2026** prévoit la suppression de **3 000 postes** de fonctionnaires dès cette année, avec un objectif de **non-remplacement d'un départ à la retraite sur trois à partir de 2027.**

- **Gel du point d'indice en 2026**, ce qui signifie une stagnation du traitement indiciaire dans un contexte d'inflation persistante.

- La **masse salariale de l'État (hors pensions)** devrait croître de **1,51 % en 2025**, après des hausses plus élevées en 2023-2024.

B. Réformes de la haute fonction publique

- À partir de **janvier 2026**, la **réforme de la haute fonction publique** (grands corps de l'État) sera transposée au **versant territorial**, avec adaptation des grilles indiciaires et des logiques de promotion.

- Les **directeurs généraux des collectivités territoriales** alertent sur le risque de **déclassement professionnel** et exigent des garanties lors de cette transition.

C. Formation des hauts fonctionnaires

- Les **Instituts régionaux d'administration (IRA)** évoluent : création d'un site à **Nanterre** en 2025, dépendant de l'IRA de Lille.

- L'**Institut national du service public (INSP)**, qui remplace l'ENA, connaît une progression du nombre de candidats (environ **2 800 inscriptions en 2025**), avec un concours annuel consolidé et une formation de **14 mois** en deux phases probatoires.

D. Mobilisation, dialogue social et conditions de travail

- Annoncé en 2024, le projet de **durcissement des congés maladie** (3 jours de carence non indemnisés, maintien à 90 % du salaire au-delà) suscite une vive opposition syndicale et la menace de grèves début décembre 2024–2025.

- En réponse aux restrictions budgétaires, les **syndicats sont vent debout** contre les suppressions de postes et l'absence de revalorisation des salaires.

E. Adaptation des droits des agents

- Le **décret n° 2025-564 du 21 juin 2025** réforme la gestion des **congés annuels** dans la fonction publique, instaurant de nouvelles règles de report et d'indemnisation.

- Adaptation réglementaire concernant le **report des congés**, la revalorisation des allocations chômage et l'obligation pour l'employeur public de protéger les agents exposés à la chaleur ou au risque professionnel.

F. Réorganisation structurelle et mesures complémentaires

- Le statut de **greffier des services judiciaires** évolue : création d'un nouveau corps de cadres en janvier 2025, avec mobilisation nationale pour la reconnaissance de ces agents.

- Une refonte majeure du **statut des grands corps techniques (IPEF, Mines, INSEE, Armement)** est annoncée pour décembre 2025, alignant les grilles indiciaires sur celles des administrateurs d'État et modifiant les modalités de promotion.

LA FONCTION PUBLIQUE TERRITORIALE

LES GRANDES ÉTAPES DE LA DÉCENTRALISATION

1. Quelles sont les étapes de la décentralisation ?

La décentralisation en France s'est construite par étapes successives, appelées "actes", qui ont profondément transformé l'organisation de l'État et des collectivités :

- **Acte I – Les lois Defferre (1982-1984)**
  - **Loi du 2 mars 1982** : fin de la tutelle administrative du préfet sur les communes, départements et régions. Les collectivités deviennent de véritables **personnes morales de droit public**, dotées de la **libre administration**.
  - **Loi du 26 janvier 1984** : création du **statut de la fonction publique territoriale**, permettant aux collectivités de recruter et gérer leur personnel sous un cadre commun.
- **Acte II – La révision constitutionnelle (2003)**
  - **Loi constitutionnelle du 28 mars 2003** : la décentralisation devient un **principe constitutionnel**. Elle reconnaît la diversité des collectivités et introduit le principe de **subsidiarité** (une compétence doit être exercée au niveau le plus pertinent).
- **Acte III – La réforme territoriale (2010-2015)**

    - **Loi du 16 décembre 2010** : réforme des collectivités locales (rationalisation des structures).
    - **Loi MAPTAM du 27 janvier 2014** : **affirmation des métropoles** et renforcement du rôle des grandes agglomérations.
    - **Loi NOTRe du 7 août 2015** : nouvelle organisation territoriale de la République (**passage de 22 à 13 régions en métropole**), **suppression de la clause de compétence générale** des départements et régions.
- **Acte IV – La loi 3DS (2022)**
    - **Loi du 21 février 2022** : **différenciation, décentralisation, déconcentration et simplification**. Elle ouvre la voie à des compétences « sur mesure » pour les collectivités et renforce la déconcentration.
- **Perspectives 2025-2026 :**
    - Un projet de **"Décentralisation 2026"** est en préparation : il pourrait élargir les compétences régionales en matière de **formation et d'emploi**, transférer le **RSA aux départements** avec une logique d'insertion renforcée, et permettre davantage d'**expérimentations locales** (logement, santé).

DÉCONCENTRATION ET DÉCENTRALISATION

2. Qu'est-ce que la déconcentration ?

La déconcentration consiste à **déléguer le pouvoir de décision de l'État central à ses représentants locaux**. Les

services déconcentrés (préfectures, directions régionales, services départementaux) appliquent les décisions prises au niveau national.
Elle permet de rapprocher l'État des citoyens **sans pour autant lui retirer ses compétences**. Les préfets incarnent cette présence locale, agissant sous l'autorité des ministres.

3. Qu'est-ce que la décentralisation ?

La décentralisation consiste à **transférer des compétences et des moyens à des collectivités territoriales** (communes, départements, régions) qui **s'administrent librement**.
Il existe deux formes de décentralisation :

- **Décentralisation territoriale** : transfert de compétences à des **collectivités élues** (communes, départements, régions).
- **Décentralisation fonctionnelle** : transfert à des **établissements publics** (ex. universités, hôpitaux), dotés d'une personnalité morale et d'une autonomie de gestion.

La décentralisation implique une **autonomie décisionnelle, juridique et financière**.

RÔLE DE L'ÉTAT ET CONTRÔLE

4. Quels sont les rôles des préfets ?

Le préfet est le **représentant de l'État dans le département ou la région**. Ses missions principales sont :

- **Représentation de l'État** : incarner l'autorité de l'État sur le territoire.

- **Sécurité des personnes et des biens** : direction des services de police et de gendarmerie.
- **Contrôle de légalité** : vérifier la conformité des actes des collectivités aux lois.
- **Gestion administrative** : délivrance des titres (cartes d'identité, permis de conduire, etc.).
- **Développement économique** : coordination des politiques publiques locales.
- **Cohésion sociale** : lutte contre les exclusions et intégration des populations.

5. Qu'est-ce que le contrôle de légalité ?

Depuis 1982, le préfet n'a plus le pouvoir d'annuler directement un acte des collectivités. Désormais, il exerce un **contrôle a posteriori** :

- Il peut saisir le **tribunal administratif** via un **déféré préfectoral** dans un délai de 2 mois si un acte est jugé illégal.
- Un particulier peut aussi saisir le préfet pour lui demander d'agir (**déféré provoqué**).

LES COLLECTIVITÉS TERRITORIALES

6. Qu'est-ce qu'une collectivité territoriale ?

Une **collectivité territoriale** est une **entité publique distincte de l'État**, disposant :

- D'une **personnalité morale** (elle peut posséder un patrimoine et agir en justice).
- D'un **budget autonome**.

- D'un **exécutif** (maire, président du conseil départemental ou régional).
- D'une **assemblée délibérante élue** au suffrage universel.

7. Quels sont les rôles des maires ?

Les maires ont une **double casquette** :

- **En tant qu'exécutif communal** :
    - Préparer et exécuter les décisions du conseil municipal.
    - Gérer l'administration communale.
    - Exercer le pouvoir de police municipale.
    - Représenter la commune en justice.
- **En tant qu'agent de l'État** :
    - Officier d'état civil (mariages, naissances).
    - Officier de police judiciaire.
    - Organisation des élections et du recensement.

8. Quelles sont les compétences des communes ?

- **État civil** : tenue des registres.
- **Ordre public** : police municipale.
- **Urbanisme** : délivrance des permis de construire.
- **Voirie** : entretien des routes communales.
- **Éducation** : gestion des écoles primaires.
- **Services de proximité** : eau, assainissement, déchets.

9. Quel est le rôle du conseil municipal ?

Le conseil municipal **règle les affaires de la commune**. Il :

- **Vote le budget**.
- **Crée des services publics communaux**.
- **Élabore le plan local d'urbanisme (PLU)**.
- **Élit le maire et les adjoints**.

10. Quelles sont les compétences des régions ?

- **Développement économique** : soutien aux entreprises.
- **Formation professionnelle** : apprentissage et alternance.
- **Éducation** : construction et entretien des lycées.
- **Transports** : TER, cars régionaux.
- **Aménagement du territoire et environnement**.

11. Quel est le rôle du conseil régional ?

Assemblée élue qui **vote le budget**, planifie les projets régionaux, et **contrôle l'action du président**.

12. Quels sont les rôles du président du conseil régional ?

- **Préparer et exécuter les délibérations** du conseil régional.
- **Chef de l'administration régionale**.
- **Ordonnateur des dépenses** et responsable des recettes.
- **Représenter la région** dans les actes juridiques et en justice.

13. Quelles sont les compétences des départements ?

- **Action sociale** : RSA, aide aux personnes âgées et handicapées.
- **Éducation** : construction et entretien des collèges.
- **Voirie** : routes départementales.
- **Protection civile** : gestion des SDIS (pompiers).
- **Culture et patrimoine**.

14. Quel est le rôle du conseil départemental ?

Assemblée délibérante qui **vote le budget**, définit la politique départementale et **contrôle l'action du président**.

15. Quels sont les rôles du président du conseil départemental ?

- Exécuter les délibérations du conseil.
- Chef des services départementaux.
- Ordonnateur des dépenses.
- Représenter le département.

LES INTERCOMMUNALITÉS ET LES MÉTROPOLES

16. Qu'est-ce qu'une métropole ?

Une **métropole** est un **Établissement Public de Coopération Intercommunale (EPCI)** à fiscalité propre.
Elle regroupe plusieurs communes formant un ensemble d'au moins **400 000 habitants** (exceptions possibles pour les grandes villes et chefs-lieux de région).
Objectifs :

- Élaborer et mettre en œuvre un **projet commun de développement** économique, social, écologique et culturel.
- Gérer des **services publics mutualisés** (transports, eau, assainissement, déchets).
- Planifier l'**aménagement du territoire** au niveau de l'agglomération.

Cas particuliers :

- **Métropole du Grand Paris** et **Métropole Aix-Marseille-Provence** (statut spécifique).
- **Métropole de Lyon** : statut unique, elle cumule les compétences d'une intercommunalité et celles du département sur son territoire.

17. Quelles sont les compétences d'une métropole ?

La métropole exerce, **en lieu et place des communes membres**, des compétences obligatoires :

- **Développement économique** : création et gestion des zones d'activités, soutien à l'innovation.
- **Urbanisme** : élaboration des plans locaux d'urbanisme (PLU), création de zones d'aménagement concerté (ZAC).
- **Habitat** : politique du logement, programmes de rénovation urbaine.
- **Transports** : organisation des transports urbains, entretien de certaines routes.
- **Services publics locaux** : eau, assainissement, collecte et traitement des déchets.

Elle peut aussi exercer, par **convention**, des compétences déléguées par l'État, la région ou le département (par exemple : gestion des collèges, action sociale).

18. Qu'est-ce qu'un EPCI ?

Un **Établissement Public de Coopération Intercommunale (EPCI)** est une structure administrative qui regroupe plusieurs communes afin de **mutualiser leurs moyens** et d'exercer certaines compétences en commun.

Types d'EPCI à fiscalité propre :

- **Communautés de communes** (≥ 15 000 habitants).
- **Communautés d'agglomération** (≥ 50 000 habitants autour d'une ville centre de 15 000 hab.).
- **Communautés urbaines** (≥ 250 000 habitants).
- **Métropoles** (≥ 400 000 habitants).

Types d'EPCI sans fiscalité propre :

- **SIVU** (syndicat intercommunal à vocation unique).
- **SIVOM** (syndicat intercommunal à vocation multiple).

Chaque EPCI dispose d'un **conseil intercommunal** et d'un président.

19. Quelles sont les compétences des EPCI ?

Compétences obligatoires (varient selon le type d'EPCI) :

- **Aménagement de l'espace** : plans locaux d'urbanisme intercommunaux (PLUi).
- **Développement économique** : zones d'activités, soutien aux entreprises.
- **Gestion des services publics** : eau, assainissement, collecte des déchets, voirie.

- **Politique de la ville** : prévention de la délinquance, rénovation urbaine.

Compétences optionnelles :

- Culture, sport, tourisme, gestion d'équipements publics, réseaux numériques, etc.

Compétences facultatives :

- Celles choisies librement par les communes membres (exemple : action sociale, crèches intercommunales).

LES ÉTABLISSEMENTS PUBLICS LOCAUX

20. Qu'est-ce qu'un EPL ?

Un **Établissement Public Local (EPL)** est une structure créée par une collectivité (ou plusieurs) pour **gérer un service ou un projet d'intérêt général**.

Deux types d'EPL :

- **EPA** : Établissement Public Administratif (exemple : un centre communal d'action sociale).
- **EPIC** : Établissement Public Industriel et Commercial (exemple : une régie de transport urbain).

Ils disposent :

- D'un **conseil d'administration** (organe délibérant).
- D'un **directeur**.
- D'une **autonomie administrative et financière**.

21. Quelles sont les compétences d'un EPL ?

Les EPL couvrent de nombreux domaines :

- **Action sociale** : centres communaux ou intercommunaux d'action sociale (CCAS/CIAS).

- **Éducation** : établissements publics locaux d'enseignement (EPLE).
- **Aménagement** : établissements publics fonciers (EPF), établissements publics d'aménagement (EPA).
- **Sécurité** : services départementaux d'incendie et de secours (SDIS).
- **Gestion de services** : régies (eau, assainissement, transport, énergie).

Leur mission : assurer la **continuité du service public** dans leur domaine de compétence.

LES ORGANISMES DE LA FONCTION PUBLIQUE TERRITORIALE

22. Quels sont les organismes nationaux de la fonction publique territoriale ?

- **CCFP** : Conseil Commun de la Fonction Publique → avis sur les questions communes aux trois fonctions publiques (État, territoriale, hospitalière).
- **CSFPT** : Conseil Supérieur de la Fonction Publique Territoriale → avis sur les questions spécifiques à la FPT.
- **CNFPT** : Centre National de la Fonction Publique Territoriale → formation et organisation des concours de catégorie A+.
- **CDG** : Centres Départementaux de Gestion → organisation des concours, accompagnement juridique et gestion des carrières pour les petites collectivités.

23. Quels sont les organes locaux de participation ?

- **CAP (Commissions Administratives Paritaires)** :
  - Composées de représentants de l'administration et du personnel.
  - Traitent les **questions individuelles** (promotion, mobilité, sanctions disciplinaires).
- **CST (Comités Sociaux Territoriaux)** :
  - Nés de la fusion des anciens CT (Comités Techniques) et CHSCT (Hygiène, sécurité).
  - Travaillent sur l'**organisation du travail**, la **santé et la sécurité** des agents.

STATUT ET ORGANISATION DE LA FPT

24. Quelles sont les filières de la fonction publique territoriale ?

Il existe **10 filières** regroupant **53 cadres d'emplois** :

- Administrative.
- Technique.
- Culturelle.
- Sportive.
- Animation.
- Police municipale.
- Sapeurs-pompiers professionnels.
- Médico-technique.
- Médico-sociale.
- Sociale.

Chaque filière comprend des **grades** répartis en **catégories A, B, C**.

25. Qu'est-ce que le CNFPT ?

Le **Centre National de la Fonction Publique Territoriale** est un **établissement public national**.

Missions principales :

- **Formation** des agents territoriaux.
- **Observation** des métiers et évolution des besoins.
- **Organisation des concours** des cadres d'emplois de catégorie A+.

Il fonctionne grâce à **29 délégations régionales**, pour être au plus proche des collectivités.

26. Qu'est-ce que le CDG ?

Les **Centres de Gestion** sont des établissements départementaux qui assistent les collectivités :

- **Organisation des concours** (hors A+).
- **Publicité des créations et vacances d'emplois**.
- **Prise en charge des fonctionnaires privés d'emploi**.
- **Accompagnement juridique et statutaire**.
- **Mise à disposition de référents déontologues**.

27. Qu'est-ce que la libre administration des collectivités ?

Principe constitutionnel (article 72 de la Constitution) : les collectivités **s'administrent librement** par des **conseils élus**, dans le cadre des lois.

En pratique :

- Elles gèrent leur **budget**.
- Elles organisent leurs **services publics**.

- Elles exercent les **compétences qui leur sont attribuées**.

28. Catégorie, corps, cadre d'emplois, grade et échelon : quelles différences ?

- **Catégorie** : niveau de recrutement (A = bac +3, B = bac, C = CAP/BEP).
- **Cadre d'emplois** : ensemble des agents soumis aux mêmes règles.
- **Corps** : terme utilisé dans la fonction publique d'État (équivalent du cadre d'emplois).
- **Grade** : position dans le cadre d'emplois (exemple : attaché territorial).
- **Échelon** : progression indiciaire dans le grade (impacte le salaire).

29. Qu'est-ce que le CGCT ?

Le **Code Général des Collectivités Territoriales** regroupe l'ensemble des **règles législatives et réglementaires** qui organisent :

- Le fonctionnement des collectivités.
- Leurs compétences.
- Leur régime budgétaire et financier.

Actualités

1. Réformes réglementaires et codification

- **Code général de la fonction publique (CGFP)** : La **partie réglementaire** du CGFP entre en vigueur dès **1er février 2025**, codifiant et remplaçant plusieurs lois statutaires anciennes et leurs décrets associés (droit syndical, cumul d'activités, voix électronique, etc.).

2. Protection sociale complémentaire & santé au travail

- **Prévention maladie** : Depuis **1er mars 2025**, en cas de **congé maladie ordinaire**, les agents publics ne perçoivent plus que **90 % de leur traitement** pendant les trois premiers mois (au lieu de 100 %).

- **Prévoyance obligatoire** :
  À partir du **1er janvier 2025**, les collectivités doivent impérativement assurer **au minimum 20 %** de la cotisation « prévoyance » (référence 35 €/mois soit 7 €). À partir du **1er janvier 2026**, la **complémentaire santé** sera également cofinancée à **50 %** (référence 30 €/mois soit 15 €).

3. Réforme de la haute fonction publique territoriale

- **Transposition de la réforme État → FPT** prévue au **1er janvier 2026**. Le Conseil supérieur de la FPT (CSFPT) s'est réuni le **9 juillet 2025** pour en discuter après plusieurs sessions annulées. Cette réforme vise à aligner les cadres supérieurs territoriaux sur ceux de l'État.

- **Critiques et réticences** des associations de directeurs généraux (SNDGCT, ADGCF, ANDCDG), qui alertent sur un risque de déclassement, une uniformisation des cadres de direction et un manque d'incitation liée aux responsabilités métiers.

4. Ressources humaines et dialogue social

- **Tensions sur les suppressions de postes** : Dans le cadre du **budget 2025–2026**, le gouvernement envisage un **non-remplacement d'un fonctionnaire sur trois à partir de 2027**, après suppression de 3 000 postes envisagée pour 2026.

- **Opposition syndicale** : Les syndicats dénoncent ces mesures comme un retour aux politiques d'austérité, pointant une dégradation des conditions de travail et du service public local.

5. Enjeux RH clés début 2025

- **Principaux défis RH** :
  Application du temps partiel modulé, généralisation de la prévoyance obligatoire, accélération de la qualité de vie au travail (QVT), télétravail, handicap, titularisation, apprentissage, et dialogue social renforcé sous la nouvelle ministre **Laurent Marcangeli**, nommé le **26 décembre 2024**.

- **Plateforme Emploi-Collectivités** :
En 2025, la CV-thèque a dépassé les **500 000 profils**, facilitant le recrutement territorial et l'attractivité du secteur.

6. Finances, salaires et masse salariale

- **Masse salariale de l'État** : En 2025, la progression est limitée à **+1,51 %**, contre +6 % en 2024, reflétant le ralentissement des mesures générales : inflation, Smic, etc.

- **Érosion du pouvoir d'achat** :
Malgré des revalorisations salariales, les salaires réels ont baissé en 2022 avec une inflation élevée, affectant toutes les fonctions publiques, y compris territoriale.

7. Perspectives et visions stratégiques

- Une **réflexion à horizon 2050** est engagée pour anticiper les évolutions des métiers, la fidélisation des agents, l'attractivité et les transformations démographiques.

- Un **rapport de mission à l'été 2024** a évalué le surcoût des normes et l'enchevêtrement des compétences entre État et collectivités (7,5 Md €), proposant des pistes pour simplifier et optimiser l'organisation territoriale (fusion de compétences, rationalisation, etc.).

LE SANITAIRE ET LE SOCIALE

1. Qu'est-ce que la loi du 11 février 2005 et quelles sont ses principales dispositions concernant les personnes en situation de handicap ?

La loi du 11 février 2005, dite « loi pour l'égalité des droits et des chances, la participation et la citoyenneté des personnes handicapées », définit le handicap et pose plusieurs principes fondamentaux :

L'accessibilité généralisée (éducation, emploi, transport, cadre bâti).

Le droit à compensation du handicap par des aides humaines, techniques et financières.

La scolarisation des enfants handicapés en milieu ordinaire avec des aménagements adaptés.

La création des Maisons Départementales des Personnes Handicapées (MDPH) pour accompagner les familles et attribuer la Prestation de Compensation du Handicap (PCH).

2. Comment favoriser l'inclusion d'un enfant en situation de handicap en crèche ou en structure d'accueil ?

L'inclusion d'un enfant en situation de handicap en crèche repose sur plusieurs actions :

Un accueil individualisé : adaptation de l'environnement et des activités en fonction des besoins spécifiques de l'enfant.

Une collaboration avec les parents pour assurer une prise en charge cohérente et répondre aux attentes familiales.

Le travail en partenariat avec des professionnels spécialisés (ergothérapeutes, éducateurs spécialisés, psychomotriciens, etc.).
Une sensibilisation de l'équipe et des autres enfants pour favoriser l'intégration et éviter toute discrimination.
Des aménagements matériels : équipements adaptés, espaces sensoriels, aides techniques.

3. Quels sont les rôles et missions de l'auxiliaire de puériculture auprès d'un enfant en situation de handicap ?

L'auxiliaire de puériculture joue un rôle clé dans l'accompagnement des enfants en situation de handicap :
Assurer les soins de base (toilette, repas, change) en respectant les particularités de l'enfant.
Adapter les activités pour favoriser son développement et son bien-être.
Observer et repérer les besoins spécifiques pour ajuster la prise en charge et alerter les professionnels de santé si nécessaire.
Apporter un soutien affectif et favoriser la socialisation avec les autres enfants.
Travailler en équipe avec les éducateurs de jeunes enfants, les infirmiers et les professionnels spécialisés pour assurer un accompagnement global.

4. Quels sont les principaux types de handicap pouvant être rencontrés chez les jeunes enfants ?

On distingue plusieurs types de handicaps :

Le handicap moteur (paralysie cérébrale, myopathies...) qui limite les déplacements et peut nécessiter des aides techniques.
Le handicap sensoriel : déficience auditive (surdité) ou visuelle (cécité).
Le handicap intellectuel : trouble du développement cognitif affectant les apprentissages et l'autonomie.
Les troubles du neurodéveloppement, comme l'autisme, les troubles DYS (dyslexie, dyspraxie...) et le TDAH.
Les polyhandicaps, qui associent plusieurs déficiences et nécessitent une prise en charge spécifique.

5. Comment communiquer avec un enfant atteint de troubles du spectre de l'autisme (TSA) en crèche ?

La communication avec un enfant autiste demande des adaptations :

- **Utiliser un langage simple et clair**, éviter les formulations abstraites.
- **Employer des supports visuels** (pictogrammes, images, planning structuré).
- **Favoriser la routine et les repères temporels** pour sécuriser l'enfant.
- **Être attentif aux signaux non verbaux** (expressions faciales, gestes).
- **Respecter son besoin de calme et d'adaptation progressive aux interactions sociales.**

6. Quels sont les obstacles les plus fréquents à la mobilité des personnes en situation de handicap ?

Les obstacles à la mobilité peuvent être de plusieurs types :

Obstacles physiques : trottoirs inadaptés, absence de rampes, escaliers sans ascenseur, portes trop étroites.

Obstacles liés aux transports : manque d'aménagements dans les bus, trains ou métros (absence de rampes, signalisation non adaptée aux déficients sensoriels).

Obstacles sociaux et humains : méconnaissance des besoins des personnes handicapées, manque d'accompagnement ou d'aide pour les déplacements.

Obstacles organisationnels : difficulté d'accès aux lieux publics, manque de places de stationnement réservées, inadaptation de certains équipements urbains.

7. Quels sont les aménagements possibles pour faciliter la mobilité d'un enfant en situation de handicap en crèche ?

Pour favoriser l'autonomie et le bien-être des enfants en situation de handicap, plusieurs aménagements peuvent être mis en place :

Accessibilité des locaux : installation de rampes, suppression des marches, élargissement des portes.

Adaptation du mobilier : tables et chaises à hauteur réglable, espace dégagé pour la circulation d'un fauteuil roulant.

Utilisation de matériel spécifique : poussettes adaptées, sièges ergonomiques, tapis antidérapants.

Mise en place d'aides techniques : barres d'appui, guidage au sol pour les enfants malvoyants.

Formation du personnel : apprendre à manipuler un fauteuil roulant, connaître les gestes d'accompagnement adaptés.

8. Quels dispositifs existent pour aider les familles à financer les équipements nécessaires à la mobilité d'un enfant en situation de handicap ?

Plusieurs aides financières peuvent être mobilisées :
La Prestation de Compensation du Handicap (PCH) : aide versée par le Département pour financer des équipements spécifiques (fauteuil roulant, aménagement du domicile, adaptation du véhicule).
L'Allocation d'Éducation de l'Enfant Handicapé (AEEH) et ses compléments : destinée aux familles pour couvrir les dépenses liées au handicap de l'enfant.
Les aides des MDPH (Maisons Départementales des Personnes Handicapées) : orientation et conseils sur les financements possibles.
Les aides des mutuelles et de la Sécurité sociale : selon les contrats, certains équipements peuvent être partiellement pris en charge.
Les associations et fondations : certaines structures (APF France Handicap, Fondation Paralysie Cérébrale) proposent des aides spécifiques.

9. Comment accompagner un enfant en situation de handicap moteur lors d'une sortie scolaire ou d'une sortie en crèche ?

L'organisation d'une sortie avec un enfant à mobilité réduite doit être bien préparée :
Vérifier l'accessibilité du lieu : présence de rampes, ascenseurs, sanitaires adaptés.
Planifier un mode de transport adéquat : bus équipés, taxis adaptés ou véhicules personnels aménagés.
Prévoir du matériel adapté : fauteuil roulant si nécessaire, coussin de positionnement, protections contre les intempéries.

Attribuer un accompagnant dédié pour aider l'enfant dans ses déplacements et répondre à ses besoins spécifiques.
Anticiper les pauses et les besoins de repos pour éviter la fatigue.

10. Quels sont les principaux moyens de transport accessibles aux personnes en situation de handicap en France ?

Plusieurs dispositifs facilitent les déplacements des personnes en situation de handicap :
Les transports en commun adaptés : bus avec rampe d'accès, tramways et métros équipés d'ascenseurs et de signalisations sonores et visuelles.
Le transport à la demande (TAD) : services spécifiques proposés par certaines collectivités locales pour les personnes à mobilité réduite.
Les taxis et VTC adaptés : certains véhicules sont aménagés pour accueillir des fauteuils roulants.
Les cartes et aides pour la mobilité : la Carte Mobilité Inclusion (CMI) permet d'accéder à des places de stationnement réservées et à des tarifs réduits.
Les aménagements de véhicules personnels : adaptation des pédales, installation de commandes manuelles, élévateurs pour fauteuil roulant.

11. Pourquoi est-il important d'intégrer un enfant en situation de handicap ou atteint d'une maladie chronique en milieu ordinaire ?

L'intégration d'un enfant en milieu ordinaire favorise :

Son développement social et affectif en lui permettant d'interagir avec d'autres enfants.
Son autonomie grâce à des activités adaptées à ses capacités.
L'apprentissage du vivre-ensemble pour les autres enfants et la sensibilisation au respect des différences.
L'inclusion dans la société dès le plus jeune âge pour lutter contre la discrimination et favoriser l'égalité des chances.
Le bien-être de l'enfant et de sa famille, en évitant l'isolement et en facilitant leur quotidien.

12. Quels dispositifs légaux facilitent l'intégration des enfants en situation de handicap ou atteints d'une maladie chronique en milieu d'accueil ?

Plusieurs dispositifs existent en France :
La loi du 11 février 2005 sur l'égalité des droits et des chances, qui impose l'accessibilité des structures d'accueil et encourage la scolarisation en milieu ordinaire.
Le Projet d'Accueil Individualisé (PAI) pour les enfants atteints d'une maladie chronique (asthme, diabète, allergies…) : il précise les soins et adaptations nécessaires.
Le Projet Personnalisé de Scolarisation (PPS) pour les enfants en situation de handicap, avec un accompagnement spécifique (AVS/AESH).
Les Établissements d'Accueil du Jeune Enfant (EAJE) qui doivent proposer des aménagements adaptés pour l'accueil des enfants porteurs de handicap.
L'accompagnement par des professionnels spécialisés, comme les psychomotriciens, ergothérapeutes et éducateurs spécialisés.

13. Comment adapter les activités en crèche ou en structure d'accueil pour un enfant en situation de handicap ?

L'adaptation des activités doit être pensée pour favoriser la participation de l'enfant tout en respectant ses capacités :
Simplifier et adapter le matériel (jeux sensoriels, supports visuels, mobilier ergonomique).
Utiliser des supports alternatifs : pictogrammes pour les enfants ayant des troubles du langage, objets texturés pour les malvoyants.
Prévoir un rythme flexible pour éviter la fatigue et adapter la durée des activités.
Encourager la coopération entre enfants pour renforcer l'inclusion.
Valoriser chaque progrès et adapter les attentes en fonction des capacités de l'enfant.

14. Quel est le rôle de l'auxiliaire de puériculture dans l'intégration d'un enfant porteur de handicap ou atteint d'une maladie chronique ?

L'auxiliaire de puériculture joue un rôle essentiel en :
Apportant des soins adaptés en fonction des besoins spécifiques de l'enfant (prise de médicaments, surveillance d'une pathologie).
Assurant un accueil bienveillant et sécurisé, en établissant une relation de confiance avec l'enfant et sa famille.
Adaptant les activités et l'environnement pour permettre la participation de l'enfant.
Collaborant avec les autres professionnels (éducateurs, médecins, psychologues, ergothérapeutes).

Sensibilisant et accompagnant les autres enfants pour favoriser l'acceptation et l'inclusion.

15. Quels sont les principaux défis rencontrés par les familles d'enfants porteurs de handicap ou atteints d'une maladie chronique dans l'intégration en milieu d'accueil ?

Les familles peuvent faire face à plusieurs difficultés :
Le manque de places disponibles dans les structures adaptées.
Le manque de formation du personnel pour prendre en charge certaines pathologies ou handicaps spécifiques.
Les préjugés et la crainte d'une exclusion sociale de leur enfant.
Les démarches administratives lourdes pour obtenir des aides ou des adaptations.
Le besoin d'une coordination entre les professionnels de santé, les établissements et les familles, pour garantir un accompagnement cohérent.

16. Qu'est-ce que l'autorité parentale et quels sont ses principes fondamentaux ?

L'autorité parentale est un ensemble de droits et de devoirs exercés par les parents dans l'intérêt de l'enfant, pour assurer son éducation, sa protection et son développement. Elle repose sur trois principes :

Le devoir de protection et de sécurité : veiller à la santé, l'éducation et le bien-être de l'enfant.

Le droit de surveillance et de direction : prendre des décisions importantes pour l'enfant (santé, éducation, religion, loisirs).

Le respect des besoins et des droits de l'enfant, en favorisant son autonomie et son épanouissement.

L'autorité parentale est exercée conjointement par les deux parents, sauf décision contraire d'un juge.

17. Jusqu'à quel âge s'exerce l'autorité parentale et peut-elle être retirée ?

L'autorité parentale s'exerce jusqu'à la majorité de l'enfant (18 ans) ou son émancipation.

Elle peut être retirée totalement ou partiellement par un juge aux affaires familiales en cas de mise en danger de l'enfant (violences, négligence grave, absence de soins, maltraitance).

Le retrait peut être temporaire ou définitif selon la gravité des faits.

18. Comment se partage l'autorité parentale en cas de séparation ou de divorce ?

En cas de séparation ou de divorce, l'autorité parentale reste conjointe, sauf décision judiciaire contraire.

L'enfant peut vivre en résidence alternée ou principalement chez l'un des parents, avec un droit de visite et d'hébergement pour l'autre.

Si l'un des parents est jugé inapte (violence, absence de soins), l'autre peut obtenir l'exercice exclusif de l'autorité parentale sur décision du juge.

Les décisions importantes (école, santé…) doivent être prises d'un commun accord.

19. Quels sont les droits et devoirs des parents en matière de santé de leur enfant ?

Droit de consentement : Les parents doivent donner leur accord pour toute intervention médicale importante.

Obligation de soins : Ils doivent assurer le suivi médical de l'enfant (vaccinations obligatoires, consultations régulières).

Possibilité de refus de soins : En cas de désaccord entre les parents sur un soin nécessaire, le juge peut trancher dans l'intérêt de l'enfant.

En cas de danger pour l'enfant (maltraitance, refus de soins vitaux), les services sociaux ou le procureur de la République peuvent être saisis pour prendre des mesures de protection.

20. Quel est le rôle de l'auxiliaire de puériculture face à un conflit d'autorité parentale ou une situation préoccupante

L'auxiliaire de puériculture doit :

Respecter la neutralité et ne pas prendre parti dans un conflit entre parents.

Assurer le bien-être de l'enfant, en veillant à son épanouissement malgré les tensions familiales.

Alerter sa hiérarchie et les services compétents (Protection Maternelle et Infantile - PMI, assistante sociale) en cas de maltraitance ou de négligence avérée.

Collaborer avec les parents pour maintenir une communication bienveillante et constructive autour de l'enfant.

S'appuyer sur le cadre légal pour guider les parents et éviter les conflits au sein de la structure d'accueil.

21. Qu'est-ce que le PACS et quelles sont ses principales caractéristiques ?

Le **Pacte Civil de Solidarité (PACS)** est un contrat juridique conclu entre deux personnes majeures, de sexe différent ou de même sexe, pour organiser leur vie commune. Ses caractéristiques principales sont :

Unions concernées : couples hétérosexuels et homosexuels.

Procédure simplifiée : déclaration devant un officier d'état civil en mairie ou un notaire.

Moins d'obligations que le mariage :

Devoir d'aide matérielle et assistance mutuelle.

Pas de régime automatique de communauté des biens (sauf choix contraire).

Séparation plus simple (déclaration unilatérale ou conjointe).

Protection juridique limitée : pas de pension de réversion, héritage soumis aux droits de succession (sauf testament).

22. Qu'est-ce que la loi du 17 mai 2013 et quelles avancées a-t-elle apportées ?

La loi du **17 mai 2013**, appelée **loi Taubira**, a légalisé le **mariage pour tous** en France. Ses avancées :

Ouverture du mariage et de l'adoption aux couples homosexuels.

Égalité des droits entre les couples homosexuels et hétérosexuels en matière de filiation, d'héritage, de sécurité sociale, de nationalité.

Protection renforcée pour le conjoint en cas de décès ou de séparation (pension de réversion, obligations patrimoniales).
Lutte contre les discriminations et reconnaissance officielle des familles homoparentales.

23. Quelles sont les principales différences entre le PACS et le mariage ?

Critères	**PACS**	**Mariage**
Engagement	Simple contrat	Engagement solennel avec obligations renforcées
Régime des biens	Séparation des biens (sauf choix contraire)	Communauté réduite aux acquêts par défaut
Procédure de rupture	Simple déclaration	Divorce judiciaire
Succession	Pas de droit automatique (sauf testament)	Héritage automatique et exonération de droits de succession
Adoption	Adoption conjointe impossible	Adoption conjointe ou plénière possible
Protection sociale	Partielle	Complète (pension de réversion, droits sociaux)

24. Quels sont les droits des couples mariés ou pacsés en matière de filiation et de parentalité ?

Mariage :
Droit à l'adoption conjointe (simple ou plénière).
Possibilité pour un conjoint d'adopter l'enfant de son époux(se).
Accès à la Procréation Médicalement Assistée (PMA) pour les couples de femmes depuis la loi de bioéthique de 2021.
PACS :
Pas d'adoption conjointe possible.
Un partenaire peut adopter un enfant seul, mais l'autre n'a aucun droit légal sur lui.
Accès limité à la PMA (uniquement en tant que personne célibataire avant 2021).

25. Comment l'auxiliaire de puériculture doit-il adapter son accompagnement aux évolutions sociétales du mariage pour tous ?

L'auxiliaire de puériculture doit :
Accueillir toutes les familles sans discrimination (parents mariés, pacsés, concubins, homoparentaux, monoparentaux...).
Adopter un vocabulaire inclusif : parler de "parents" plutôt que "père et mère" pour respecter toutes les configurations familiales.
Sensibiliser les enfants à la diversité familiale à travers des livres, jeux et discussions adaptés à leur âge.
Respecter le cadre légal en cas de séparation ou de désaccord parental sur l'éducation d'un enfant.

Éviter toute prise de position personnelle ou jugement moral, en restant neutre et bienveillant envers toutes les familles.

26. Qu'est-ce que les violences conjugales et quelles formes peuvent-elles prendre ?

Les violences conjugales désignent **tout acte de violence physique, psychologique, sexuelle ou économique** exercé par un conjoint, un partenaire ou un ex-partenaire au sein d'un couple. Elles peuvent être :

Physiques : coups, brûlures, strangulation, séquestration.

Psychologiques et verbales : insultes, menaces, humiliation, harcèlement moral.

Sexuelles : rapports forcés, chantage sexuel, violences sexuelles imposées.

Économiques : privation d'argent, interdiction de travailler, contrôle financier.

Administratives : confiscation de papiers d'identité, isolement social forcé.

Les violences conjugales concernent **toutes les catégories sociales**, peuvent toucher **les femmes comme les hommes**, et ont des conséquences graves sur les victimes et leurs enfants.

27. Quels sont les impacts des violences conjugales sur les enfants ?

Les enfants exposés à la violence conjugale, même s'ils ne sont pas directement victimes, souffrent de conséquences graves :

Troubles émotionnels et psychologiques : anxiété, stress, peur constante, cauchemars.
Troubles du comportement : agressivité, repli sur soi, difficultés scolaires.
Troubles physiques : troubles du sommeil, maux de ventre, énurésie.
Risque de reproduction du schéma violent : un enfant témoin de violences peut, à l'âge adulte, reproduire ou subir ce type de comportement.
L'exposition aux violences conjugales est reconnue comme **une forme de maltraitance** en France.

28. Quels sont les dispositifs légaux pour protéger les victimes de violences conjugales ?

Plusieurs lois et dispositifs existent pour protéger les victimes :
Le téléphone grave danger (TGD) : dispositif d'alerte pour les victimes en grand danger.
L'ordonnance de protection : permet d'éloigner l'auteur des violences et d'attribuer le logement à la victime.
Le dépôt de plainte ou la **main courante** : permet d'initier une procédure judiciaire.
Les associations d'aide aux victimes : comme le 3919 (numéro d'écoute), le planning familial, et les structures d'hébergement d'urgence.
La suspension ou le retrait de l'autorité parentale en cas de violences sur l'autre parent ou les enfants.

29. Comment réagir face à une victime de violences conjugales en tant qu'auxiliaire de puériculture ?

L'auxiliaire de puériculture joue un rôle essentiel dans la détection et l'orientation des victimes :
Être à l'écoute sans juger et créer un climat de confiance.
Observer les signes de violences : bleus, isolement, peur excessive, discours contradictoire.
Ne pas minimiser les faits et rappeler à la victime qu'elle n'est pas responsable.
Orienter vers des professionnels compétents : assistantes sociales, associations d'aide aux victimes, médecins, police.
Signaler en cas de danger pour l'enfant : si un enfant est en danger, informer la protection de l'enfance (Cellule de Recueil des Informations Préoccupantes - CRIP).

30. Quels sont les droits des victimes de violences conjugales en matière de séparation et de garde des enfants ?

Une victime de violences conjugales peut **demander une ordonnance de protection** pour interdire le contact avec l'agresseur.
Le juge peut **attribuer la garde exclusive des enfants** à la victime si l'autre parent est dangereux.
L'auteur des violences peut **perdre son droit de visite et d'hébergement** ou ne voir son enfant que dans un **espace médiatisé** (sous surveillance).
Les victimes peuvent bénéficier d'**un logement d'urgence**, d'aides financières et d'un **accompagnement juridique** pour protéger leurs droits et ceux de leurs enfants.

31. Qu'est-ce que l'accouchement sous X et quelles sont les conditions pour y avoir recours ?

L'accouchement sous X est un dispositif légal permettant à une femme d'accoucher anonymement dans un établissement de santé. Les conditions sont :

La femme enceinte peut demander **à tout moment** à accoucher sous X, sans justification.

Elle bénéficie d'un **entretien avec une assistante sociale** pour être informée de ses droits et des alternatives.

L'enfant est **pris en charge par l'aide sociale à l'enfance (ASE)** puis confié à l'adoption.

La mère **peut laisser des informations non identifiantes** ou une lettre scellée dans un dossier conservé par le Conseil National pour l'Accès aux Origines Personnelles (CNAOP).

Elle dispose d'un **délai de deux mois** pour revenir sur sa décision et reconnaître son enfant.

32. Quelles sont les conséquences juridiques de l'accouchement sous X pour la mère et l'enfant ?

La mère **perd tout lien juridique** avec l'enfant dès l'accouchement.

L'enfant est **placé sous la responsabilité de l'État** et confié à l'ASE.

Il devient **pupille de l'État** et peut être adopté par une famille.

Si la mère change d'avis dans un délai de **deux mois**, elle peut récupérer son enfant sous certaines conditions.

Si aucune démarche n'est faite, **l'enfant peut être adopté définitivement**.

33. Qu'est-ce que le droit d'accès aux origines et quelles évolutions législatives ont eu lieu ?

Le droit d'accès aux origines permet aux enfants nés sous X de rechercher des informations sur leur mère biologique.
Depuis la loi du **22 janvier 2002**, toute personne née sous X peut faire une demande auprès du **CNAOP** pour connaître l'identité de sa mère biologique, **si celle-ci a levé son anonymat**.
La mère biologique peut laisser **des informations non identifiantes** (ex. : circonstances de la naissance, antécédents médicaux).
Depuis **2022**, une réforme a renforcé ce droit, facilitant l'accès aux informations personnelles, même si l'anonymat est maintenu.

34. Comment l'auxiliaire de puériculture peut-elle accompagner une femme souhaitant accoucher sous X ?

L'auxiliaire de puériculture a un rôle essentiel d'écoute et d'accompagnement :
Respecter la confidentialité et le choix de la mère, sans jugement.
L'informer sur ses droits, notamment la possibilité de laisser des informations pour son enfant.
Apporter un soutien psychologique avant et après l'accouchement, en lien avec l'équipe sociale.
Veiller au bien-être du nouveau-né, qui sera confié aux services de l'ASE.
Orienter la mère vers des associations qui peuvent l'accompagner après son accouchement.

35. Quelles sont les alternatives à l'accouchement sous X pour une femme ne souhaitant pas élever son enfant ?

Une femme qui ne veut pas garder son enfant peut envisager d'autres solutions :
Accouchement sous le secret, mais en laissant son identité dans le dossier médical pour une levée ultérieure.
Confier l'enfant à l'ASE sans accouchement sous X, avec une possibilité de reprise en charge plus flexible.
Délégation de l'autorité parentale à un tiers ou à une famille d'accueil.
Adoption plénière ou simple, avec un consentement formel donné aux services sociaux.

36. Qu'est-ce que la protection sanitaire et sociale et quels en sont les objectifs ?

La **protection sanitaire et sociale** désigne l'ensemble des mesures mises en place par l'État et les collectivités pour garantir la santé et le bien-être de la population. Ses objectifs sont :
Prévenir les risques sanitaires (épidémies, maladies professionnelles, troubles alimentaires).
Garantir l'accès aux soins pour tous grâce à la Sécurité sociale et aux dispositifs de prise en charge.
Lutter contre les inégalités sociales de santé, notamment pour les populations vulnérables (enfants, personnes âgées, personnes en situation de précarité).
Assurer un accompagnement social en cas de maladie, maternité, handicap ou vieillesse.

37. Quels sont les principaux dispositifs de protection sanitaire en France ?

La France dispose de plusieurs dispositifs pour assurer la protection sanitaire :
La Sécurité sociale : prise en charge des frais de santé, maternité, invalidité et accidents du travail.
L'Assurance Maladie : remboursements des soins et mesures de prévention (vaccinations, dépistages).
Les PMI (Protection Maternelle et Infantile) : accompagnement des femmes enceintes et des jeunes enfants.
Le service de santé scolaire : suivi médical des enfants en milieu scolaire.
Les agences sanitaires (Santé Publique France, HAS, ARS) : surveillance et gestion des risques sanitaires.

38. Quelles sont les actions de promotion de la santé mises en place en petite enfance ?

Plusieurs actions sont menées pour promouvoir la santé dès le plus jeune âge :
Suivi médical régulier des enfants en crèche et à l'école (bilans de santé, vaccins).
Éducation nutritionnelle pour favoriser une alimentation équilibrée et prévenir l'obésité infantile.
Campagnes de sensibilisation (hygiène, sommeil, activité physique).
Prévention des accidents domestiques (formations aux gestes de premiers secours, sécurisation des lieux d'accueil).
Accompagnement des familles via les PMI et les assistantes sociales pour un meilleur accès aux soins.

39. Quel est le rôle de l'auxiliaire de puériculture dans la promotion et la protection sanitaire ?

L'auxiliaire de puériculture joue un rôle clé en matière de prévention et de promotion de la santé :
Surveiller la santé des enfants et signaler tout signe de maladie ou de maltraitance.
Informer et sensibiliser les parents sur les bonnes pratiques d'hygiène et de soins.
Participer aux actions de prévention (vaccination, nutrition, développement psychomoteur).
Collaborer avec les professionnels de santé (médecins, infirmiers, travailleurs sociaux) pour assurer une prise en charge globale.
Soutenir les familles en difficulté en les orientant vers les structures adaptées (PMI, assistantes sociales).

40. Quels sont les principaux dispositifs de protection sociale pour les familles et les enfants ?

Plusieurs aides et dispositifs existent pour accompagner les familles et les enfants :
Allocations familiales (CAF) pour soutenir financièrement les parents.
Paje (Prestation d'Accueil du Jeune Enfant) pour aider aux frais de garde et de naissance.
RSA et aides sociales pour les familles en précarité.
Aide sociale à l'enfance (ASE) pour protéger les enfants en danger.
Complémentaire santé solidaire (ex-CMU-C et ACS) pour garantir l'accès aux soins aux familles modestes.

41. Quels sont les besoins fondamentaux d'un enfant selon la théorie de Maslow ?

Selon **la pyramide de Maslow**, les besoins de l'enfant sont classés en 5 niveaux :
Besoins physiologiques : alimentation, sommeil, respiration, élimination, confort.
Besoins de sécurité : environnement stable, absence de danger, repères clairs.
Besoins d'appartenance et d'amour : attachement, affection, lien avec les parents et les proches.
Besoins d'estime de soi : encouragements, valorisation, confiance en soi.
Besoins d'accomplissement : exploration, jeux, apprentissages, autonomie.
Tous ces besoins sont essentiels au **bon développement physique, psychologique et émotionnel** de l'enfant.

42. Quels sont les besoins spécifiques d'un nourrisson de 0 à 6 mois ?

Un nourrisson a des besoins spécifiques liés à son jeune âge
Alimentation adaptée : lait maternel ou lait infantile en fonction de ses besoins nutritionnels.
Sommeil suffisant : environ 16 à 20 heures par jour pour favoriser sa croissance.
Confort et hygiène : couches propres, vêtements adaptés, environnement sain.
Contact et réassurance : besoin d'être porté, bercé, câliné pour créer un lien d'attachement sécurisant.
Stimulation sensorielle douce : voix des parents, couleurs, textures pour favoriser son éveil progressif.

43. Comment favoriser le développement psychomoteur d'un enfant en bas âge ?

Le développement psychomoteur se fait progressivement et peut être encouragé par :

Des jeux adaptés : tapis d'éveil, hochets, cubes, livres en tissu.

La liberté de mouvement : éviter les positions contraignantes, privilégier le temps au sol pour favoriser la motricité libre.

L'interaction avec l'adulte : parler, chanter, répondre aux gazouillis pour stimuler la communication.

L'encouragement à l'exploration : offrir un environnement sécurisé où l'enfant peut découvrir le monde.

Le respect du rythme de l'enfant : chaque bébé évolue à son propre rythme, sans pression.

44. Quels sont les besoins affectifs et relationnels de l'enfant ?

L'enfant a besoin d'un environnement affectif stable et bienveillant pour grandir sereinement :

Un attachement sécurisant : une relation stable avec ses parents ou figures de référence.

Des interactions sociales : échanges avec les adultes et les autres enfants pour développer ses compétences relationnelles.

Un cadre et des repères : rituels, routines pour se sentir en sécurité.

Une valorisation de ses efforts : encouragements, bienveillance pour renforcer son estime de soi.

Un accompagnement dans la gestion des émotions : aider l'enfant à reconnaître et exprimer ses émotions.

45. Comment un auxiliaire de puériculture peut-il répondre aux besoins de l'enfant en crèche ?

L'auxiliaire de puériculture joue un rôle clé dans la satisfaction des besoins des enfants :

Assurer les soins de base : alimentation, sommeil, hygiène, change.

Offrir un cadre sécurisant : environnement adapté, respect des rythmes individuels.

Encourager le développement : activités ludiques et motrices adaptées à l'âge.

Créer une relation de confiance : interactions bienveillantes avec l'enfant et ses parents.

Repérer les signes de mal-être : observer les comportements et signaler toute difficulté aux professionnels compétents.

46. Qu'est-ce que la santé publique et quels sont ses objectifs ?

La **santé publique** désigne l'ensemble des actions mises en place par l'État et les collectivités pour améliorer la santé de la population. Ses objectifs sont :

Prévenir les maladies et les épidémies (vaccination, campagnes de prévention).

Promouvoir la santé en encourageant des comportements favorables (alimentation, activité physique, lutte contre le tabac).

Réduire les inégalités d'accès aux soins en assurant une prise en charge adaptée aux plus vulnérables.

Améliorer la qualité des soins et du système de santé.

Protéger la population face aux risques sanitaires (pollution, maladies infectieuses, crises sanitaires).

47. Quels sont les principaux acteurs de la santé publique en France ?

Plusieurs institutions interviennent pour garantir la santé publique :
Le ministère de la Santé : définit les politiques nationales de santé.
L'Assurance Maladie : finance et rembourse les soins.
Santé publique France : organisme chargé de la prévention et de la surveillance des risques sanitaires.
Les ARS (Agences Régionales de Santé) : mettent en place les actions de santé publique au niveau local.
Les PMI (Protection Maternelle et Infantile) : assurent le suivi des femmes enceintes et des jeunes enfants.
Les collectivités territoriales (communes, départements, régions) : développent des actions de prévention et d'accompagnement social.

48. Quels sont les grands enjeux de la santé publique aujourd'hui ?

Les enjeux actuels de la santé publique en France sont :
La lutte contre les maladies chroniques (diabète, obésité, cancer).
La prévention des maladies infectieuses (COVID-19, grippe, tuberculose).
L'amélioration de l'accès aux soins pour les populations précaires ou isolées.
La santé environnementale : pollution, qualité de l'air, exposition aux perturbateurs endocriniens.

La santé mentale : prise en charge des troubles psychiques et prévention du mal-être.
Le vieillissement de la population et la prise en charge des personnes âgées.

49. Quelles sont les principales actions de prévention en santé publique ?

La prévention en santé publique repose sur trois niveaux :
Prévention primaire : éviter l'apparition des maladies (vaccination, campagnes anti-tabac, alimentation équilibrée).
Prévention secondaire : dépistage précoce pour limiter les complications (mammographie, test du diabète).
Prévention tertiaire : améliorer la qualité de vie des personnes malades (rééducation, suivi médical après un cancer).
Exemples d'actions :
Campagnes nationales **« Manger Bouger »** contre l'obésité.
Vaccination obligatoire des nourrissons contre la rougeole, la diphtérie, etc.
Dépistage gratuit du cancer du sein (Octobre Rose).

50. Quel est le rôle de l'auxiliaire de puériculture dans la santé publique ?

L'auxiliaire de puériculture contribue à la santé publique par
La prévention et l'éducation à la santé : sensibilisation aux bonnes pratiques d'hygiène et d'alimentation.
Le suivi du développement de l'enfant en repérant d'éventuels retards ou troubles.
La vaccination : information des familles et accompagnement lors des rendez-vous médicaux.

Le respect des protocoles sanitaires en crèche et en maternité pour éviter la propagation des infections.

L'orientation des familles vers des structures adaptées (PMI, médecins, assistantes sociales).

1. Pourquoi l'hygiène est-elle essentielle en structure d'accueil pour enfants ?

Réponse :

L'hygiène est primordiale pour **prévenir les infections** et assurer le bien-être des enfants. Ses objectifs sont :

Limiter la transmission des maladies (gastro-entérite, grippe, varicelle).

Préserver la santé des enfants et du personnel.

Éviter la contamination des surfaces et objets (jouets, tables, sanitaires).

Apprendre aux enfants les gestes d'hygiène dès le plus jeune âge.

Respecter les normes sanitaires en vigueur dans les crèches et structures d'accueil.

51. Quels sont les principaux gestes d'hygiène à respecter en tant qu'auxiliaire de puériculture ?

L'auxiliaire de puériculture doit respecter des règles strictes
Hygiène des mains : lavage régulier avec de l'eau et du savon ou solution hydroalcoolique.
Port de vêtements propres et adaptés (blouse, gants si nécessaire).
Désinfection du matériel et des surfaces après chaque utilisation.
Respect des protocoles de change et de soins pour éviter la contamination croisée.
Sensibilisation des enfants à l'hygiène (mains avant de manger, après les toilettes, hygiène bucco-dentaire).

52. Quels sont les principaux risques en matière de sécurité dans une structure d'accueil pour enfants ?

Les principaux risques sont :
Chutes et blessures : escaliers, sols glissants, mobilier non adapté.
Intoxications : ingestion de médicaments, produits ménagers, plantes toxiques.
Brûlures et électrocutions : liquides chauds, prises électriques non sécurisées.
Risques d'étouffement : petits objets, jouets non conformes, mauvaise posture pendant le repas.
Risque infectieux : maladies contagieuses, mauvaise gestion des déchets et du linge.

53. Quelles sont les mesures de prévention des accidents en crèche ?

Pour éviter les accidents, plusieurs mesures doivent être mises en place :
Surveillance constante des enfants par des professionnels formés.
Aménagement sécurisé des espaces (barrières de sécurité, cache-prises, absence de coins dangereux).
Utilisation de matériel adapté et conforme aux normes (lits, chaises hautes, jouets).
Formation aux gestes de premiers secours pour le personnel.
Sensibilisation des enfants aux dangers (ex. : ne pas mettre d'objets à la bouche, ne pas courir dans certaines zones).

54. Quel est le rôle de l'auxiliaire de puériculture dans l'application des règles d'hygiène et de sécurité ?

L'auxiliaire de puériculture est un acteur clé dans la prévention des infections et des accidents :
Appliquer et faire respecter les règles d'hygiène et de désinfection.
Assurer un environnement sécurisé pour limiter les risques.
Observer et signaler tout problème (matériel dangereux, enfant malade, incident).
Accompagner les enfants dans l'apprentissage des règles d'hygiène et de sécurité.
Collaborer avec l'équipe et les familles pour maintenir un cadre sain et sécurisé.

ANATOMIE PHYSIOLOGIE

1. Les niveaux d'organisation du corps humain

Le corps humain est structuré en plusieurs niveaux d'organisation, du plus simple au plus complexe :

Niveau chimique :
Atomes (oxygène, hydrogène, carbone…)
Molécules (eau, protéines, glucides, lipides, ADN)

Niveau cellulaire :
La cellule est l'unité de base du corps humain (ex. : cellules musculaires, nerveuses, sanguines).
Chaque cellule possède un **noyau**, un **cytoplasme** et une **membrane plasmique**.

Niveau tissulaire :
Regroupement de cellules ayant la même fonction.
4 types de tissus principaux :
Tissu épithélial (peau, muqueuses)
Tissu conjonctif (os, cartilage, sang)
Tissu musculaire (muscles)
Tissu nerveux (cerveau, nerfs)
Niveau organique :
Un organe est un ensemble de tissus ayant une fonction spécifique (ex. : cœur, poumons, estomac).

Niveau systémique :
Un système est un ensemble d'organes travaillant ensemble pour assurer une fonction vitale (ex. : système digestif, respiratoire, nerveux).

Niveau de l'organisme :
Le corps humain est l'ensemble organisé et fonctionnel de ces systèmes.

2. Les grandes régions du corps humain

Le corps humain est divisé en plusieurs régions :
Tête : crâne (cerveau) et face (yeux, bouche, nez).
Cou : lien entre la tête et le tronc, contient la trachée et l'œsophage.
Tronc :
Thorax : protège le cœur et les poumons.
Abdomen : contient le foie, l'intestin, l'estomac.
Bassin : contient la vessie et les organes reproducteurs.
Membres supérieurs : bras, avant-bras, mains.
Membres inférieurs : cuisses, jambes, pieds.

3. Les systèmes du corps humain

Le corps humain est composé de **plusieurs systèmes interconnectés** :
Système nerveux : cerveau, moelle épinière, nerfs → contrôle les fonctions du corps.
Système respiratoire : nez, trachée, poumons → permet l'oxygénation du sang.
Système circulatoire : cœur, vaisseaux sanguins → transporte l'oxygène et les nutriments.
Système digestif : bouche, estomac, intestin → assure la digestion et l'absorption des nutriments.

Système urinaire : reins, vessie → élimine les déchets liquides.
Système endocrinien : hormones et glandes (thyroïde, pancréas) → régule les fonctions du corps.
Système immunitaire : défenses contre les infections.
Système musculo-squelettique : os, muscles → soutient et permet le mouvement.
Système reproducteur : assure la reproduction.

4. L'homéostasie : l'équilibre du corps humain

Le corps humain fonctionne grâce à **l'homéostasie**, qui maintient un équilibre interne stable malgré les variations externes.
Exemples :
Régulation de la **température corporelle** (sueur, frissons).
Maintien d'un **taux de glucose stable** dans le sang.
Contrôle de la **pression artérielle**.

Conclusion

L'organisation du corps humain repose sur une hiérarchie allant des cellules aux systèmes. Chaque système joue un rôle essentiel pour le bon fonctionnement de l'organisme et l'équilibre vital. Une bonne connaissance de cette organisation est indispensable pour exercer en tant qu'**auxiliaire de puériculture**, notamment pour comprendre les besoins des nourrissons et les soins à leur apporter.

Système Nerveux

1. Définition et rôle

Le système nerveux est **l'organe de contrôle et de coordination** de toutes les fonctions du corps humain. Il permet de **recevoir, traiter et transmettre des informations** pour assurer les fonctions vitales, les mouvements et la perception des sensations.

2. Composition du système nerveux

Système nerveux central (SNC) :
Cerveau : contrôle la pensée, les émotions, les mouvements volontaires.
Cervelet : coordonne l'équilibre et la posture.
Moelle épinière : transmet les informations entre le cerveau et le reste du corps.
Système nerveux périphérique (SNP) :
Regroupe les **nerfs** qui transmettent les messages entre le SNC et les organes.
Système nerveux autonome :
Contrôle les fonctions involontaires comme la digestion et le rythme cardiaque.

3. Fonctions principales

Réception des stimuli (ex. : toucher, douleur).
Transmission des ordres moteurs aux muscles.
Contrôle des organes internes.

Système Locomoteur

1. Définition et rôle

Le système locomoteur permet **le mouvement, le maintien de la posture et la protection des organes internes**. Il est constitué :

Du squelette (206 os) qui soutient le corps.

Des muscles qui assurent le mouvement.

Des articulations et des tendons qui relient les structures et permettent la mobilité.

2. Fonctions principales

Protection des organes (ex. : boîte crânienne protège le cerveau).

Production des cellules sanguines (moelle osseuse).

Stockage du calcium.

Système Cardio-Circulatoire

1. Définition et rôle

Le système cardio-circulatoire assure **le transport de l'oxygène, des nutriments et des déchets** dans l'organisme.

2. Composition

Le cœur : pompe le sang dans tout le corps.

Les vaisseaux sanguins :

Artères : transportent le sang oxygéné du cœur vers les organes.

Veines : ramènent le sang pauvre en oxygène vers le cœur.

Capillaires : permettent les échanges entre le sang et les cellules.

Le sang : composé de plasma, globules rouges (transport d'oxygène), globules blancs (défense immunitaire) et plaquettes (coagulation).

Système Respiratoire et Respiration

1. Définition et rôle

Le système respiratoire permet **l'oxygénation du sang et l'élimination du dioxyde de carbone (CO_2)**.

2. Composition

Voies respiratoires supérieures : nez, pharynx, larynx.

Voies respiratoires inférieures : trachée, bronches, bronchioles, alvéoles pulmonaires.

Poumons : assurent les échanges gazeux avec le sang.

3. Processus de respiration

Inspiration : entrée d'oxygène dans les poumons.

Échanges gazeux : l'oxygène passe dans le sang, le CO_2 est rejeté.

Expiration : évacuation du CO_2.

Système Digestif

1. Définition et rôle

Le système digestif permet **la transformation des aliments en nutriments utilisables par l'organisme**.

2. Composition

Tube digestif : bouche, œsophage, estomac, intestin grêle, gros intestin.

Glandes digestives : foie, pancréas, glandes salivaires.

3. Étapes de la digestion
Ingestion (prise de nourriture).
Digestion mécanique et chimique (mastication, enzymes digestives).
Absorption des nutriments dans l'intestin.
Élimination des déchets sous forme de selles.

Système Urogénital

1. Définition et rôle
Le système urogénital regroupe :
Le système urinaire : élimination des déchets liquides et régulation hydrique.
Le système reproducteur : reproduction et production d'hormones sexuelles.

2. Composition du système urinaire
Reins : filtrent le sang et produisent l'urine.
Uretères : transportent l'urine vers la vessie.
Vessie : stocke l'urine.
Urètre : évacue l'urine.

Système Sensoriel

1. Définition et rôle
Le système sensoriel permet **la perception de l'environnement** grâce aux organes des sens :
Vue (yeux).
Ouïe (oreilles).
Odorat (nez).
Goût (langue).
Toucher (peau).

Système Endocrinien

1. Définition et rôle

Le système endocrinien régule les fonctions de l'organisme via **les hormones**.

2. Principales glandes

Hypophyse : contrôle les autres glandes.
Thyroïde : régule le métabolisme.
Pancréas : sécrète l'insuline (régulation du sucre).
Surrénales : produisent l'adrénaline et le cortisol (stress).

Système Immunitaire et Processus Infectieux

1. Définition et rôle du système immunitaire

Le système immunitaire protège l'organisme contre **les infections et les agents pathogènes**.

2. Principaux acteurs

Globules blancs (leucocytes) : détectent et éliminent les microbes.
Ganglions lymphatiques : filtrent les agents pathogènes.
Rate et moelle osseuse : production des cellules immunitaires.

3. Processus infectieux

Entrée du microbe (bactérie, virus, champignon).
Réaction inflammatoire (rougeur, chaleur, douleur).
Production d'anticorps pour neutraliser l'agent infectieux.
Mémoire immunitaire (protection renforcée lors d'une future infection).

Conclusion

Ces différents systèmes interagissent pour assurer le bon fonctionnement du corps humain. Une bonne connaissance de leur organisation est indispensable pour travailler en tant qu'**auxiliaire de puériculture**, notamment pour comprendre les besoins physiologiques des nourrissons et leur prise en charge.

LE NOURRISSON ET L'ENFANT

1. Quelle est la définition d'un nourrisson ?

Un **nourrisson** est un enfant âgé de **0 à 12 mois**. Cette période correspond à une phase de développement rapide sur les plans moteur, sensoriel, affectif et cognitif.

2. Quelle est la définition d'un enfant en bas âge ?

Un **enfant en bas âge** désigne un enfant âgé de **1 à 3 ans**. C'est une période de développement intense de la motricité, du langage et de la socialisation.

3. Quels sont les principaux réflexes archaïques du nouveau-né ?

Les réflexes archaïques sont des mouvements involontaires présents dès la naissance :
Réflexe de succion : permet de téter.
Réflexe de Moro : sursaut avec extension des bras en réponse à un bruit fort.
Réflexe de grasping : agrippement des doigts.
Réflexe de marche automatique : mouvements de marche lorsqu'on soutient le bébé en position debout.

4. Quels sont les grands axes du développement de l'enfant de 0 à 6 ans ?

0-3 mois : éveil sensoriel, réflexes primitifs, premiers sourires.
3-6 mois : tenue de la tête, éclats de rire, suivi visuel.
6-9 mois : position assise, préhension volontaire, babillage.

9-12 mois : premiers pas avec appui, compréhension de mots simples.
12-24 mois : marche acquise, premiers mots, jeux d'imitation.
2-3 ans : développement du langage, propreté, autonomie.
3-6 ans : acquisition du raisonnement, jeux collectifs, structuration du langage.

5. Qu'est-ce que la diversification alimentaire et à quel âge commence-t-elle ?

La **diversification alimentaire** est l'introduction progressive d'aliments autres que le lait. Elle débute entre **4 et 6 mois**, avec des purées de légumes, fruits, puis des protéines animales.

6. Quelles sont les compétences motrices d'un enfant de 12 mois ?

À 12 mois, un enfant est capable de :
Se tenir debout avec appui.
Faire ses premiers pas.
Attraper de petits objets avec le pouce et l'index (pince fine).
Pointer du doigt ce qu'il veut.

7. Quels sont les besoins fondamentaux du nourrisson ?

Besoins physiologiques : alimentation, sommeil, hygiène.
Besoins affectifs : lien d'attachement avec les parents.
Besoins de sécurité : environnement stable et rassurant.
Besoins d'éveil : stimulation sensorielle et interactions.

A quel âge un enfant commence-t-il à parler ?

6-9 mois : babillage.
12 mois : premiers mots.
18-24 mois : petites phrases.
3 ans : langage structuré.

9. Quelles sont les différentes phases du sommeil chez le nourrisson ?

Sommeil agité : mouvements, mimiques, respiration irrégulière.
Sommeil calme : respiration régulière, absence de mouvement.
Sommeil paradoxal : phase des rêves, essentielle pour le développement cérébral.

10. Quels sont les premiers signes de la marche ?

Se tenir debout avec appui (9-10 mois).
Se déplacer en s'accrochant aux meubles (10-11 mois).
Faire quelques pas seul (12-15 mois).

11. Quels sont les jeux adaptés à un enfant de 6 mois ?
Réponse :

Hochets et jouets colorés.
Jeux de cache-cache avec les mains.
Objets à mordiller.

12. Quels sont les jeux adaptés à un enfant de 2 ans ?

Puzzles simples.
Jeux d'imitation (poupées, voitures).
Dessins et coloriages.

13. Comment favoriser l'éveil sensoriel d'un nourrisson ?

Toucher : matières variées (doudous, tissus).
Ouïe : comptines, berceuses.
Vue : mobiles colorés.
Odorat : odeurs familières (vêtements de maman).

14. Quel est le rôle du jeu dans le développement de l'enfant ?

Le jeu permet de :
Développer la motricité.
Favoriser la socialisation.
Stimuler l'imagination.
Renforcer le lien avec l'adulte.

15. Quels sont les signes d'un retard de développement chez l'enfant ?

Absence de sourire à 3 mois.
Ne tient pas sa tête à 6 mois.
Ne babille pas à 12 mois.
Ne marche pas à 18 mois.

16. Quels sont les bienfaits du peau-à-peau pour un nouveau-né ?

Régulation de la température.
Apaisement et réduction du stress.
Favorise l'allaitement.
Renforce le lien parent-enfant.

17. Comment aider un enfant à gérer ses émotions ?

Mettre des mots sur ses émotions.
Proposer des alternatives (ex. : souffle calmant).
Être un modèle en exprimant ses propres émotions calmement.

18. À quel âge un enfant devient-il propre ?

18-24 mois : premiers essais sur le pot.
2-3 ans : propreté acquise dans la journée.
3-4 ans : propreté nocturne acquise.

19. Pourquoi le rituel du coucher est-il important ?
Sécurise l'enfant.
Facilite l'endormissement.
Crée un repère stable.

20. Comment réagir face aux colères d'un enfant de 2 ans

Rester calme et bienveillant.
Mettre des mots sur sa frustration.
Poser un cadre ferme mais rassurant.

21. Quels sont les besoins nutritionnels du nourrisson ?

Le nourrisson a besoin de :
Énergie (lipides, glucides, protéines).
Eau (élément essentiel de l'alimentation).
Vitamines et minéraux (fer, calcium, vitamine D).
Acides gras essentiels (oméga-3, oméga-6 pour le développement cérébral).

22. Quel est l'aliment exclusif du nourrisson à la naissance

Le lait maternel ou infantile est l'aliment **exclusif** du nourrisson jusqu'à **4 à 6 mois**.

23. Quels sont les avantages du lait maternel ?

Adapté aux besoins du bébé.
Contient des **anticorps** pour renforcer l'immunité.
Facile à digérer.
Favorise le **lien mère-enfant**.
Protège contre l'obésité et les allergies.

24. Quels sont les éléments essentiels du lait infantile ?

Le lait infantile contient :
Protéines adaptées pour la croissance.
Glucides (lactose) pour l'énergie.
Lipides essentiels pour le développement du cerveau.
Fer, calcium, vitamines.

25. Combien de biberons un nourrisson prend-il par jour ?

0-1 mois : 6 à 8 biberons par jour.
1-2 mois : 6 biberons par jour.
3-4 mois : 5 biberons par jour.
5-6 mois : 4 biberons par jour.

26. Pourquoi la vitamine D est-elle prescrite aux nourrissons ?

Elle permet l'**absorption du calcium** et la formation des os, prévenant ainsi le rachitisme.
27. Quand commence la diversification alimentaire ?
Entre **4 et 6 mois**, selon les recommandations pédiatriques.

28. Quels aliments introduire en premier lors de la diversification ?

Légumes (carottes, courgettes, haricots verts).
Fruits (pomme, poire, banane en compote).
Céréales sans gluten (riz, maïs).

29. Pourquoi doit-on introduire les aliments un par un ?

Pour identifier d'éventuelles **allergies alimentaires** et habituer progressivement le bébé aux nouvelles saveurs.

30. À partir de quel âge peut-on introduire la viande et le poisson ?

Dès **6 mois**, en très petites quantités (10 g/jour soit 2 cuillères à café).

31. Quels sont les aliments interdits avant 1 an ?

Miel (risque de botulisme).
Lait de vache entier (trop riche en protéines).
Fruits secs et noix (risque d'étouffement).
Aliments trop salés ou sucrés.

32. Quelle texture doivent avoir les aliments au début de la diversification ?

Des **purées lisses** pour éviter les fausses routes, puis des textures plus épaisses progressivement.

33. Quelle est l'importance du fer dans l'alimentation du nourrisson ?

Le fer prévient l'**anémie** et est essentiel au **développement cérébral**. On le trouve dans la viande, le poisson et les légumes secs.

34. Quand peut-on introduire les féculents (pâtes, riz, pain)

Dès **6 mois**, en petites quantités et bien cuits.

35. Comment éviter les troubles digestifs lors de la diversification ?

Introduire les aliments **progressivement**.
Éviter les excès de fibres.
Vérifier la **tolérance digestive** de l'enfant (ballonnements, diarrhée, constipation).

36. À quel âge peut-on proposer des morceaux à mâcher ?

À partir de **8-10 mois**, quand l'enfant sait mâcher et déglutir correctement.

37. Quels sont les signes indiquant que le nourrisson est prêt pour la diversification ?

Il **tient bien sa tête**.
Il **s'intéresse aux aliments** des adultes.
Il **ouvre la bouche** quand on lui présente une cuillère.

38. Quelle quantité d'eau un nourrisson doit-il boire ?

Avant **6 mois** : le lait couvre les besoins en eau.
Après **6 mois** : **200 à 500 ml d'eau** par jour, en complément de l'alimentation.

39. Quels sont les risques d'une diversification trop précoce

Augmentation du risque **d'allergies alimentaires**.
Immaturité du système digestif (diarrhées, coliques).
Risque de **fausse route**.

40. Pourquoi faut-il limiter le sel et le sucre dans l'alimentation du bébé ?

Le **sel surcharge les reins** immatures du nourrisson.
Le **sucre favorise l'obésité** et les caries précoces.

L'HYGIENE ET LA SECURITE

1. Pourquoi l'hygiène du personnel est-elle essentielle en structure d'accueil ?

Elle permet de **prévenir les infections**, d'assurer un **environnement propre et sécurisé**, et de **protéger les enfants et le personnel** contre les contaminations.

2. Quels sont les gestes d'hygiène des mains à respecter ?

Lavage des mains **avant et après** chaque soin, repas, contact avec un enfant.
Utilisation de **solution hydroalcoolique** si absence de point d'eau.
Séchage avec **un essuie-mains à usage unique**.

3. Pourquoi doit-on attacher ses cheveux en structure d'accueil ?

Pour éviter la **contamination des aliments et du matériel** par des cheveux et réduire le **risque de transmission des poux**.

4. Quels vêtements sont recommandés en milieu de puériculture ?

Blouse propre et changée quotidiennement.
Chaussures réservées au lieu de travail.
Absence de bijoux et d'ongles longs (nids à microbes).

5. Pourquoi faut-il éviter le port de bagues et de faux ongles

Ils favorisent l'accumulation de **bactéries et de germes** et compliquent le lavage des mains.

6. Qu'est-ce que l'ergonomie ?

L'ergonomie est l'**adaptation du travail à l'humain** pour prévenir les troubles musculo-squelettiques et améliorer le confort.

7. Quels sont les principaux risques ergonomiques pour un auxiliaire de puériculture ?

Mal de dos dû aux **mauvaises postures**.
Douleurs aux **articulations** à cause de mouvements répétitifs.
Fatigue due aux **charges lourdes (enfants, matériel)**.

8. Comment prévenir le mal de dos ?

Fléchir les genoux **plutôt que de se pencher**.
Maintenir un **dos droit** lors du port d'un enfant.
Alterner les **positions assises et debout**.

9. Quels équipements peuvent aider à améliorer l'ergonomie ?

Tables et chaises **à hauteur réglable**.
Plans de change adaptés **pour éviter de se pencher**.
Chariots pour **limiter le port de charges**.

10. Quelle est l'importance des pauses régulières ?

Elles permettent de **réduire la fatigue musculaire**, de prévenir les douleurs et d'améliorer la **concentration**.

11. Pourquoi l'hygiène alimentaire est-elle essentielle en crèche ?

Pour **éviter les intoxications alimentaires** et assurer la **sécurité des repas des enfants**.

12. Quels sont les principes de la chaîne du froid ?

Conserver les aliments réfrigérés à **+4°C** et les surgelés à -**18°C**.
Ne jamais **casser la chaîne du froid** lors du transport.
Vérifier les **dates de péremption** et la **température des frigos**.

13. Comment éviter la contamination croisée en cuisine ?

Séparer les **aliments crus et cuits**.
Utiliser des **ustensiles différents** pour chaque type d'aliment.
Nettoyer et désinfecter **les surfaces de travail** après chaque usage.

14. Quelle est la durée de conservation des aliments préparés ?

Repas réfrigérés : **48 heures maximum**.
Aliments ouverts : à **consommer rapidement** selon l'indication du fabricant.

15. Quels aliments sont interdits pour les enfants de moins de 1 an ?

Miel (risque de botulisme).
Lait cru (risque bactérien).
Œufs crus (risque de salmonellose).

16. Quelles sont les règles d'hygiène en cuisine collective ?

Lavage des mains **avant chaque manipulation**.
Port d'une **blouse propre** et d'une **charlotte**.
Désinfection des **plans de travail**.

17. Que signifie HACCP ?

C'est une méthode d'**analyse des dangers** et de contrôle des **points critiques** en cuisine pour éviter les intoxications alimentaires.

18. Quels sont les risques alimentaires les plus courants ?

Bactéries (salmonelle, E. coli).
Allergies alimentaires.
Corps étrangers (cheveux, morceaux de plastique).

19. Pourquoi doit-on désinfecter régulièrement les jouets en crèche ?

Pour éviter la transmission des **virus et bactéries** entre les enfants.

20. Comment nettoyer une surface en crèche ?

Dépoussiérer avant de désinfecter.
Utiliser un **produit virucide et bactéricide**.
Laisser sécher à l'air libre.

21. Que faire en cas d'étouffement chez un nourrisson ?

5 tapes dans le dos entre les omoplates.
5 compressions thoraciques si l'enfant ne respire pas.
Appeler les secours (15 ou 112) si l'étouffement persiste.

22. Comment réagir en cas de brûlure chez un enfant ?

Passer la zone brûlée sous **l'eau froide pendant 10 minutes**.
Ne pas appliquer de crème.
Consulter un médecin si nécessaire.

23. Que doit contenir une trousse de secours en crèche ?

Pansements, compresses stériles.
Désinfectant.
Sérum physiologique.
Gants à usage unique.

24. Peut-on administrer un médicament à un enfant en crèche ?

Non, sauf **sur prescription médicale écrite** des parents et avec **accord du médecin**.
VIII. L'hygiène des locaux et de l'équipement (suite)

25. À quelle fréquence faut-il nettoyer les surfaces en crèche ?

Tous les jours : sols, plans de change, tables, poignées de porte.
Après chaque utilisation : lits, jouets partagés, chaises hautes.
Hebdomadaire : lavage en profondeur des jouets, rideaux, tapis.

26. Pourquoi est-il important de nettoyer et désinfecter les matelas de change ?

Pour éviter la **prolifération de bactéries et virus** liés aux selles et à l'urine.

27. Quels produits sont recommandés pour l'entretien des locaux en structure d'accueil ?

Désinfectants **bactéricide, virucide et fongicide** (norme EN 14476).
Produits sans **composants toxiques** pour les enfants.
Eau de javel diluée pour certaines surfaces spécifiques.

28. Comment éviter la contamination des jouets en crèche

Nettoyage et désinfection réguliers.
Ne pas mélanger **jouets des bébés et jouets des plus grands**.
Éviter les peluches en collectivité (nid à microbes).

29. Pourquoi est-il interdit de recongeler un aliment décongelé ?

Car cela favorise la prolifération des **bactéries** et augmente le risque d'**intoxication alimentaire**.

30. Quelle température doit-on respecter pour stocker les plats chauds ?

Ils doivent être maintenus à **+63°C minimum** pour éviter le développement des bactéries.

31. Comment vérifier la fraîcheur d'un aliment avant de le servir ?

Vérifier la **date de péremption** (DLC).
Observer la **texture, couleur et odeur**.
Respecter les conditions de **stockage**.

32. Comment réagir en cas de saignement abondant chez un enfant ?

Comprimer la plaie avec une **compresse stérile**.
Allonger l'enfant et surélever le membre si possible.
Appeler les secours (15 ou 112) en cas de saignement important.

33. Quelle est la conduite à tenir en cas de chute avec perte de connaissance ?

Placer l'enfant en PLS (Position Latérale de Sécurité).
Ne pas le secouer.

Appeler immédiatement les secours.

34. Quels sont les signes d'une allergie alimentaire sévère

Gonflement du visage, lèvres ou langue.
Difficulté respiratoire.
Éruption cutanée généralisée.
Vomissements répétés.

35. Où doit être placée la trousse de secours en crèche ?

Accessible **au personnel** mais hors de portée des enfants.
Dans un endroit identifié et facilement repérable.

36. Peut-on utiliser un désinfectant coloré sur une plaie ?

Non, car il masque les **signes d'infection**. Il vaut mieux utiliser un antiseptique incolore.

37. Quels médicaments peuvent être stockés en crèche ?

Uniquement les **médicaments d'urgence** (ex. : adrénaline pour choc anaphylactique), et sous **prescription médicale**.

38. Que faire en cas de suspicion de gastro-entérite en crèche ?

Isoler l'enfant malade.
Renforcer l'**hygiène des mains et des surfaces**.
Informer les parents et surveiller l'évolution des cas.

39. Quels sont les gestes pour éviter la propagation de la grippe ?

Lavage fréquent des mains.
Aération régulière des locaux.
Éviter les contacts avec les enfants malades.

40. Quel est le protocole en cas de poux en crèche ?

Informer les parents sans **stigmatiser** l'enfant.
Vérifier les têtes de tous les enfants.
Demander un **traitement antipoux** avant le retour en collectivité.

41. Quels sont les risques domestiques en crèche ?

Chutes (escaliers, meubles).
Intoxications (produits ménagers).
Brûlures (eau chaude, radiateurs).

42. Comment prévenir les chutes chez les jeunes enfants ?

Installer **des barrières de sécurité**.
Utiliser **des tapis antidérapants**.
Ne jamais **laisser un enfant seul sur une table à langer**.

43. Comment éviter les risques d'étouffement ?

Ne pas donner de **petits objets ou aliments durs** (cacahuètes, bonbons).
Vérifier l'âge recommandé des **jouets**.

44. Que faire en cas d'incendie en crèche ?

Déclencher l'alarme.
Évacuer les enfants en suivant le plan d'évacuation.
Ne pas utiliser les **ascenseurs**.

45. Pourquoi faut-il organiser des exercices d'évacuation ?

Pour que le personnel et les enfants **connaissent les gestes à adopter** en cas de danger.

46. Quels sont les organismes de contrôle de l'hygiène en crèche ?

ARS (Agence Régionale de Santé).
PMI (Protection Maternelle et Infantile).
Services vétérinaires pour l'hygiène alimentaire.

47. Quelle est la norme à respecter pour les produits de désinfection en crèche ?

Ils doivent être **normés EN 14476** pour garantir leur efficacité contre les virus et bactéries.

48. Quels documents doivent être affichés dans une crèche

Consignes de sécurité incendie.
Plan d'évacuation.
Numéros d'urgence (SAMU, pompiers, centre anti-poison).

49. Pourquoi est-il important de former le personnel aux gestes de premiers secours ?

Pour pouvoir **réagir rapidement en cas d'accident** et éviter des complications graves.

50. Comment sensibiliser les enfants à l'hygiène ?

Apprendre à **se laver les mains correctement**.
Expliquer l'importance de **couvrir sa bouche en éternuant**.
Faire des **jeux pédagogiques** autour de l'hygiène.

L'AUXILIAIRE DE PUERICULTURE

I. Les compétences d'une auxiliaire de puériculture

1. Quelles sont les missions principales d'une auxiliaire de puériculture ?

Assurer les soins d'hygiène et de confort des enfants.
Veiller au bien-être et à la sécurité des nourrissons et jeunes enfants.
Participer à l'éveil et à la socialisation des enfants.
Collaborer avec l'équipe éducative et médicale.
Accompagner les parents dans leur rôle éducatif.

2. Quelles sont les qualités essentielles d'une auxiliaire de puériculture ?

Patience et bienveillance.
Sens de l'observation et réactivité.
Esprit d'équipe.
Capacité d'adaptation.
Rigueur et respect des protocoles d'hygiène et de sécurité.

3. Dans quel cadre l'auxiliaire de puériculture travaille-t-elle ?

:

Elle peut exercer en **crèche, maternité, PMI, hôpital, halte-garderie, service de néonatologie, domicile** (avec un diplôme complémentaire).

II. La carrière et les possibilités d'évolution

4. Quel diplôme faut-il obtenir pour devenir auxiliaire de puériculture ?

Le **Diplôme d'État d'Auxiliaire de Puériculture (DEAP)**, accessible via un **concours d'entrée** en IFAP (Institut de Formation des Auxiliaires de Puériculture).

5. Quelles sont les possibilités d'évolution pour une auxiliaire de puériculture ?

Évoluer vers le métier d'infirmière (via la passerelle).
Devenir éducatrice de jeunes enfants (avec formation complémentaire).
Passer un concours interne pour encadrer une équipe (auxiliaire principale).
Travailler dans la formation des auxiliaires de puériculture.

6. Peut-elle travailler en libéral ?

Non, mais elle peut exercer à domicile en tant qu'**assistante maternelle** après une formation spécifique.

7. Quels sont les concours permettant d'accéder à la fonction publique hospitalière ou territoriale ?

Concours d'**auxiliaire de puériculture territorial** pour travailler en crèche municipale ou PMI.
Concours de la **fonction publique hospitalière** pour travailler en hôpital.

III. La communication professionnelle et les transmissions

8. Pourquoi la communication est-elle essentielle dans le métier d'auxiliaire de puériculture ?

Assurer la continuité des soins et du suivi des enfants.
Instaurer une relation de confiance avec les familles.
Faciliter le travail en équipe avec les autres professionnels.

9. Qu'est-ce qu'une transmission en structure d'accueil ?

C'est un compte-rendu oral ou écrit des **informations importantes** sur un enfant (alimentation, sommeil, état de santé, incidents).

10. Quelle différence entre transmission orale et écrite ?

Transmission orale : rapide, lors des changements d'équipe.
Transmission écrite : plus détaillée, consignée dans un dossier de suivi.

11. Quels éléments doit-on inclure dans une transmission

Nom et prénom de l'enfant.
Observations sur son état général.
Événements marquants de la journée.
Informations médicales pertinentes.

12. Quel est le rôle de l'auxiliaire de puériculture dans l'accompagnement parental ?

Informer les parents sur le développement et les besoins de l'enfant.
Les rassurer sur leurs compétences parentales.
Les orienter vers des professionnels en cas de besoin.

IV. L'accueil et l'accompagnement de l'enfant et des familles

13. Quelles sont les étapes clés de l'accueil d'un enfant en crèche ?

Période d'**adaptation progressive**.
Rencontre avec les parents pour recueillir les habitudes de l'enfant.
Observation du comportement de l'enfant en collectivité.

14. Comment accompagner un enfant dans la séparation avec ses parents ?

Établir un **rituel d'accueil rassurant**.
Encourager l'enfant à **exprimer ses émotions**.
Travailler en **collaboration avec les parents**.

15. Comment gérer les pleurs d'un enfant à l'arrivée en crèche ?

Être **rassurant et bienveillant**.
Proposer un **doudou ou un objet transitionnel**.
Ne pas **forcer la séparation**, mais l'accompagner en douceur.

16. Pourquoi la période d'adaptation est-elle importante ?

Elle permet à l'enfant de **se familiariser progressivement** avec son nouvel environnement et d'instaurer une relation de confiance avec l'équipe.

V. Les structures liées à l'environnement professionnel de l'auxiliaire de puériculture

17. Qu'est-ce qu'une PMI (Protection Maternelle et Infantile) ?

C'est un service de santé publique qui accompagne **les femmes enceintes et les jeunes enfants** (consultations, suivi médical, conseils aux parents).

18. Quel est le rôle d'une auxiliaire de puériculture en PMI

Assurer des **consultations de prévention**.
Soutenir les parents dans leur **rôle éducatif**.
Participer au **dépistage des troubles du développement**.

19. Qu'est-ce que l'ASE (Aide Sociale à l'Enfance) ?

Un service départemental qui prend en charge **les enfants en danger** ou en situation de grande précarité.

20. Quelle est la mission principale d'un établissement d'accueil du jeune enfant (EAJE) ?

Assurer l'**accueil collectif** des enfants de **0 à 3 ans** dans un cadre sécurisé et stimulant.

21. Quelles structures emploient des auxiliaires de puériculture ?

Crèches et haltes-garderies.
Hôpitaux et maternités.
PMI.
Centres spécialisés en handicap.

22. Quelle est la différence entre une crèche municipale et une crèche privée ?

Crèche municipale : financée par la commune, tarifs adaptés aux revenus des parents.
Crèche privée : financée par une entreprise ou une structure privée.

23. Quel est le rôle des relais petite enfance (RPE) ?

Ils accompagnent les **assistantes maternelles** et **informent les parents** sur les modes de garde.

24. Quels professionnels collaborent avec une auxiliaire de puériculture en structure d'accueil ?

Puéricultrice (référente santé et éducative).
Éducateur de jeunes enfants.
Infirmiers, pédiatres, psychologues.

VI. Éthique et déontologie

25. Pourquoi la confidentialité est-elle importante ?

Pour respecter **le droit à la vie privée** des familles et garantir la **confiance** entre parents et professionnels.

26. Comment gérer une situation de maltraitance suspectée

Observer **des signes de mal-être**.
En parler à l'équipe encadrante.
Faire un **signalement à la PMI ou à l'ASE** si nécessaire.

MES CONSEILS POUR REUSSIR VOTRE ORAL

Comme vous, j'ai passé de nombreux concours, avec leur lot d'échecs… et de réussites.
J'ai également participé à plusieurs jurys de concours.
Ces expériences m'ont permis de développer une méthode solide pour réussir son oral, que je vais vous expliquer ici.
D'abord, comprenez bien cette idée essentielle si vous voulez performer à l'oral :

- Que fait un sportif qui prépare les Jeux Olympiques ? Il s'entraîne.
- Que faisons-nous souvent lorsque nous préparons un oral ? Nous révisons.

Nous révisons, car nous pensons qu'il faut tout savoir. Mais, trop souvent, nous négligeons la part essentielle de l'**entraînement proactif**.
Je vous invite également à lire attentivement la **note de cadrage** de votre concours et à consulter les **rapports de jury** : ils vous donneront des indications précieuses sur les attentes réelles de l'épreuve.

Surtout, ne récitez pas

L'épreuve orale évalue non seulement vos connaissances, mais aussi votre manière de vous exprimer, de vous expliquer et de vous présenter.
Évitez l'exposé appris par cœur et répété mécaniquement : cela sonnera faux et donnera une impression négative au jury.
Parlez simplement, avec vos mots, de manière naturelle.

Avant l'épreuve, remémorez-vous les étapes importantes de votre parcours personnel et professionnel. Allez à l'essentiel et mettez en avant ce qui est le plus pertinent pour le concours.

Soyez honnête

Tout parcours comporte des failles, des erreurs, des échecs. Le jury appréciera votre sincérité si vous les abordez simplement, sans vous dévaloriser.
N'hésitez pas à valoriser vos réussites, notamment celles qui montrent vos qualités professionnelles (empathie, patience, travail en équipe, sens de l'organisation).
Le jury pourra également vous interroger sur vos loisirs, passions ou centres d'intérêt : préparez-vous à en parler en choisissant ceux qui peuvent valoriser vos qualités humaines et relationnelles.

3 points clés pour votre introduction

1. **Une phrase d'accroche** qui capte l'attention. Exemple : « Aujourd'hui, je souhaite devenir auxiliaire de puériculture territoriale pour contribuer pleinement au bien-être et au développement des enfants. »
2. **Une présentation succincte** de votre parcours. Exemple : « J'ai travaillé plusieurs années auprès d'enfants, en crèche et en milieu scolaire, ce qui m'a permis de développer mes compétences en accompagnement et en soins de base. »
3. **Une phrase de transition** pour introduire vos motivations.

Exemple : « Ce parcours nourrit aujourd'hui mes trois motivations principales, que je vais vous présenter. »

3 points clés pour vos paragraphes

Vos paragraphes doivent être centrés sur vos motivations et montrer leur lien avec :

- votre expérience professionnelle,
- votre formation,
- votre personnalité.

Pour chaque motivation, posez-vous ces trois questions :

- Quel lien avec mon emploi ou mes expériences actuelles ?
- Quel lien avec mon parcours scolaire ou mes formations ?
- Quel lien avec ma personnalité ?

Trois motivations = trois paragraphes équilibrés.

3 points clés pour votre conclusion

1. **Ouvrez** sur vos compétences extra-professionnelles : vos centres d'intérêt peuvent faire la différence.
2. **Rappelez** vos motivations et le sens qu'elles ont pour vous.
3. **Affirmez** votre souhait d'intégrer la collectivité et remerciez le jury.

Votre présentation doit être unique, motivée et refléter votre ouverture d'esprit. Ne vous arrêtez pas à un premier jet : retravaillez-la.

Le stress

Ressentir du stress est normal. Même les meilleurs orateurs l'éprouvent. Utilisez-le comme une énergie positive pour vous dépasser. Le jury observera aussi votre capacité à le maîtriser.

S'habiller et se présenter

Pas besoin de déguisement :

- Évitez les vêtements trop décontractés ou provocateurs (minijupe, décolletés excessifs, tee-shirts à slogans).
- Proscrivez les signes d'appartenance religieuse, politique ou associative (pins, badges...).
- Choisissez une tenue sobre, propre et confortable, dans laquelle vous êtes à l'aise.

Pour réussir votre oral : entraînez-vous

Réussir l'oral demande de travailler simultanément :

- votre présentation,
- votre intonation,
- votre langage non verbal,
- votre gestion du stress,
- votre capacité à répondre à des mises en situation.

La clé : **l'entraînement proactif**.
Passez un maximum d'oraux blancs, avec des personnes différentes, dans des conditions réelles. Filmez-vous, analysez-vous, et demandez-vous : « Aurais-je envie de travailler avec moi ? »

Comment réviser efficacement

- Utilisez le format **questions-réponses** : rapide et efficace.
- Notez toutes les questions posées lors de vos oraux blancs : elles reviennent souvent le jour J.
- Suivez l'actualité, en particulier les informations liées à la petite enfance, à la santé publique et aux collectivités.
- Assistez à d'autres oraux si possible, observez les candidats et analysez leurs attitudes.

Exemple de planning sur 8 semaines

1. **Semaine 1** : Écrire votre présentation, la faire corriger, vous filmer.
2. **Semaines 2 à 7** : Deux oraux blancs/semaine, suivi de l'actualité, révision en questions-réponses.
3. **Semaine 4** : Stabiliser la présentation.
4. **Semaine 8** : Dernier oral blanc, révision finale, respiration et détente avant l'épreuve.

Répondre aux questions de mise en situation

Le jury évalue avant tout votre raisonnement, votre organisation et votre capacité à réagir. Utilisez des méthodes simples comme :

- **QQOQCCP** : Quoi ? Qui ? Où ? Quand ? Comment ? Combien ? Pourquoi ?

- **DESC** : Décrire, Exprimer, Suggérer, Conclure (utile pour gérer un conflit avec un parent ou un collègue).
- **SPRI** : Situation, Problème, Résolution, Informations.
- **Roue de Deming (PDCA)** : Plan, Do, Check, Act, pour améliorer une organisation ou un processus.

Exemples :

1. Enfant qui pleure sans raison apparente

Mise en situation : Pendant la sieste, un enfant se met à pleurer soudainement et ne se calme pas. Que faites-vous ?

Réponse (Méthode QQOQCCP) :

- **Quoi** : Vérifier s'il a faim, soif, mal ou s'il a besoin d'être changé.
- **Qui** : Informer la référente de section.
- **Comment** : Le rassurer avec douceur, le prendre dans les bras si nécessaire.
- **Pourquoi** : Répondre à ses besoins physiologiques et affectifs pour assurer son bien-être.

2. Parent mécontent à l'accueil

Mise en situation : Un parent arrive contrarié car il estime que son enfant n'a pas mangé correctement à la cantine.

Réponse (Méthode DESC) :

- **Décrire** : "J'ai bien noté que vous êtes inquiet pour l'alimentation de votre enfant."
- **Exprimer** : "Je comprends votre préoccupation."
- **Suggérer** : "Je vais vérifier auprès de l'équipe et vous fournir les informations précises du repas d'aujourd'hui."
- **Conclure** : "Nous restons attentifs à l'alimentation de chaque enfant."

3. Enfant qui se blesse légèrement

Mise en situation : Un enfant se cogne en jouant et se met à pleurer.

Réponse (Méthode RAR) :

- **Règlementation** : Application du protocole de premiers secours.
- **Analyse** : Vérifier la blessure, évaluer si une intervention médicale est nécessaire.
- **Réponse** : Nettoyer, rassurer l'enfant, prévenir l'éducateur et noter l'incident.

4. Manque de matériel de change

Mise en situation : Vous constatez qu'il ne reste presque plus de couches dans la réserve.

Réponse (Méthode 3P) :

- **Problème** : Risque de rupture pendant la journée.
- **Plan** : Avertir immédiatement la responsable, aller chercher du stock ou contacter le service logistique.
- **Prévention** : Proposer un suivi régulier du stock avec un pointage chaque matin.

5. Enfant qui mord un autre

Mise en situation : Un enfant mord un camarade pendant une activité.

Réponse (Méthode SPRI) :

- **Situation** : Incident survenu pendant le jeu.
- **Problème** : Blessure légère et comportement à encadrer.
- **Résolution** : Soigner l'enfant mordu, expliquer calmement au mordeur que ce geste fait mal, le détourner vers une autre activité.
- **Informations** : Prévenir les parents et consigner dans le cahier d'incidents.

6. Absence imprévue d'un collègue

Mise en situation : Une collègue est absente et vous devez gérer plus d'enfants que prévu.

Réponse (Méthode PDCA) :

- **Plan** : Réorganiser les activités pour assurer la sécurité et la surveillance.
- **Do** : Regrouper les enfants par petits groupes calmes.
- **Check** : Vérifier régulièrement que chacun est encadré.
- **Act** : Suggérer à la direction de prévoir un renfort en cas d'absence.

7. Suspicion de fièvre chez un enfant

Mise en situation : Vous touchez le front d'un enfant et il semble chaud.

Réponse (Méthode RAR) :

- **Règlementation** : Respect du protocole sanitaire.
- **Analyse** : Prendre la température, noter l'heure, observer d'autres symptômes.

- **Réponse** : Informer la responsable, prévenir les parents, isoler l'enfant si nécessaire.

8. Enfant qui refuse de participer aux activités

Mise en situation : Un enfant reste à l'écart et refuse de jouer avec les autres.
Réponse (Méthode QQOQCCP) :

- **Quoi** : Identifier la cause (fatigue, timidité, conflit).
- **Comment** : Proposer une activité individuelle douce pour le mettre en confiance.
- **Pourquoi** : Respecter son rythme tout en favorisant l'intégration progressive.

9. Annonce d'une fermeture exceptionnelle

Mise en situation : La direction vous informe que la crèche fermera exceptionnellement demain et vous devez en informer les parents.

Réponse (Méthode PREP) :

- **Point** : "La crèche sera fermée demain."
- **Raison** : "En raison d'un problème technique."
- **Exemple** : "Nous devons effectuer des travaux urgents de sécurité."
- **Point** : "Nous vous tiendrons informés de la réouverture."

10. Découverte d'un objet dangereux dans la salle

Mise en situation : Vous trouvez une petite pièce métallique sur le tapis de jeux.

Réponse (Méthode 3P) :

- **Problème** : Risque d'ingestion.
- **Plan** : Retirer immédiatement l'objet, vérifier si d'autres éléments similaires sont présents, inspecter la zone.
- **Prévention** : Mettre en place un contrôle quotidien des espaces avant l'arrivée des enfants.

CONCLUSION

Réussir le concours d'auxiliaire de puériculture territorial ne repose pas uniquement sur la maîtrise de connaissances théoriques.

C'est avant tout la combinaison d'un **savoir-faire** et d'un **savoir-être** : votre capacité à appliquer vos compétences dans des situations réelles, à communiquer clairement et à montrer votre motivation sincère à exercer ce métier au service des enfants et de leurs familles.
Tout au long de cet ouvrage, vous avez découvert des conseils méthodologiques, des stratégies d'entraînement, des exemples de mises en situation et des outils concrets pour structurer vos réponses.

Ces éléments doivent vous aider à :

- Construire un discours clair, naturel et convaincant.
- Gérer efficacement le stress et l'imprévu.
- Adopter une posture professionnelle en toutes circonstances.

Rappelez-vous que le jury ne cherche pas uniquement des connaissances, mais une personne capable de s'intégrer dans une équipe, de s'adapter aux besoins des enfants et de travailler dans l'intérêt du service public.

En persévérant dans vos révisions, en multipliant les oraux blancs et en cultivant votre confiance en vous, vous mettrez toutes les chances de votre côté pour franchir cette étape avec succès.

Je vous souhaite une préparation efficace, un oral réussi et une carrière épanouissante au sein de la fonction publique territoriale, au service du bien-être et du développement des plus jeunes.